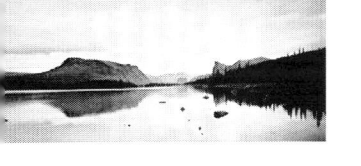

新型城鎮化下
老年人的醫療健康
狀況研究

賴國毅、萬春 著

前　言

　　老齡化之於中國已是不爭的事實。「老吾老以及人之老」的大同社會理想更是中華民族優秀傳統美德的真實寫照。隨著老齡化進入快速發展期，如何在老齡化下實現中國經濟的提檔升級、邁過「中等收入陷阱」，將是我們在今后較長一個時期內不得不面臨的挑戰。

　　健康老齡化研究之於當下中國的重大戰略意義在於：通過保守估算，即使老齡人口的健康狀況平均每年僅改善1%，那麼到2050年也可以節約家庭照料成本約2.2萬億元，並由此衍生的大健康產業將占GDP的5%。與此對應的是：西方發達國家老齡人口的健康改善速度達到每年2%，僅在2014年全球大健康產業規模就高達7.5萬億美元，占全球GWP的10%。因而這不僅意味著我們在此有著巨大的提升空間，更意味著老齡健康產業將是未來中國經濟發展的新引擎。不僅如此，當我們站在一個更為宏觀的角度來看待這一選題時，你會發現「健康老齡化」已邁過了老年人這一狹窄的群體，其視野業已擴展至全人口範圍。至此，「健康老齡化」也從它的初級階段進入它的高級階段，即「全面健康老齡化」階段。更為重要的是，「全面健康老齡化」已擺脫了經濟層面的單目標約束，成功地將其內涵拓展到社會生活的方方面面，構建了一個融經濟、政治、民生、對外關係為一體的多目標維度體系，成為建設「健康中國」的重要力量，並上升為順利實現兩個「百年目標」的國家戰略。

　　本書主要聚焦於老年群體的醫療健康狀況，共計20餘萬字，兩位作者分工協作各完成10萬字。全書分別就老年人的醫療保障問題、就醫選擇行為、醫療服務利用和老年人的健康休閒等問題進行分析、論述。作者利用翔實的調

查數據，從微觀角度揭示了老年群體的健康狀況和醫療服務需求，以期能為老齡政策的制定提供現實支撐。由於作者才疏學淺，書中必然存在不足與疏漏之處，還懇請各位同仁師長不吝賜教，萬分感謝。

赖国毅　万春

目　錄

1 緒論 / 1
    1.1 研究背景 / 1
        1.1.1 城鎮化下的農村現狀 / 1
        1.1.2 老齡化的現狀與趨勢 / 2
    1.2 文獻綜述 / 6
        1.2.1 基於微觀層面的分析 / 6
        1.2.2 基於宏觀層面的研究 / 10
        1.2.3 基於消費需求角度的研究 / 11
    1.3 理論基礎 / 25
        1.3.1 新型城鎮化理論 / 25
        1.3.2 健康資本與醫療服務需求理論 / 31
    1.4 數據說明 / 42

2 老年人的醫療保障問題研究 / 53
    2.1 健康與醫療需求的影響因素研究 / 53
        2.1.1 年齡 / 53
        2.1.2 收入 / 54
        2.1.3 醫療服務價格 / 55
        2.1.4 教育 / 55
        2.1.5 醫療保險 / 56
    2.2 基本醫保和商業醫保的競合分析 / 58
        2.2.1 制度背景 / 58

2.2.2　理論分析／60
　　2.2.3　結論與政策含義／66
2.3　醫療保障對醫療服務需求的影響研究／67
　　2.3.1　研究設計／67
　　2.3.2　計量方法／70
　　2.3.3　實證結果／71
　　2.3.4　結論與啟示／78

3　老年人的就醫行為研究／80

3.1　初次就診目的地的選擇／80
　　3.1.1　研究設計／80
　　3.1.2　研究結果／81
　　3.1.3　結論／87
3.2　老年人的醫療消費支出／88
　　3.2.1　醫療消費支出趨於不平衡／88
　　3.2.2　占GDP的比例逐步提高／89
　　3.2.3　政府支出比例逐步提高／89
3.3　老年人醫療支出的差異研究／94
　　3.3.1　研究背景／94
　　3.3.2　研究述評／95
　　3.3.3　研究框架／96
　　3.3.4　計量方法／97
　　3.3.5　統計分析／100
　　3.3.6　結論與思考／108

4　農村老年人的醫療服務利用研究／112

4.1　及時就醫意願的性別差異研究／112
　　4.1.1　數據變量／112
　　4.1.2　研究方法／113
　　4.1.3　分析結果／114
　　4.1.4　結論與政策含義／117

4.2　農村老年女性的醫療服務利用 / 118

　　　　4.2.1　研究背景 / 118

　　　　4.2.2　相關研究 / 118

　　　　4.2.3　研究框架 / 119

　　　　4.2.4　數據來源與研究方法 / 120

　　　　4.2.5　數據分析與結果 / 122

　　　　4.2.6　結論與建議 / 127

5　老年人的健康休閒研究 / 129

　　5.1　研究背景 / 129

　　5.2　相關研究 / 130

　　5.3　研究設計 / 132

　　　　5.3.1　研究方法 / 132

　　　　5.3.2　數據說明 / 132

　　　　5.3.3　擬合結果 / 135

　　5.4　結論與啟示 / 137

　　　　5.4.1　結論 / 137

　　　　5.4.2　啟示 / 138

參考文獻 / 140

1　緒論

1.1　研究背景

1.1.1　城鎮化下的農村現狀

中共十八屆三中全會通過的《中共中央關於全面深化改革若幹重大問題的決定》明確指出：「堅持走中國特色新型城鎮化道路，推進以人為核心的城鎮化，推動大中小城市和小城鎮協調發展、產業和城鎮融合發展，促進城鎮化和新農村建設協調推進。」以人為本是中國特色新型城鎮化道路的核心和本質要求。推進中國特色的新型城鎮化，必須堅持以人為核心，以增進人民福祉為目標，把廣大人民群眾的需要和根本利益貫穿到城鎮化建設的全過程和各個領域。毫無疑問，這需要我們在城鎮化的過程中全面消除戶籍歧視、城鄉歧視和區域歧視，為全體居民提供全覆蓋、均等化的基本公共服務，使進城定居常住人口以及農村居民都能享受到均等化的基本公共服務。

改革開放以來，中國城鄉的基本公共服務建設取得了長足的進步，但是城鄉二元發展格局依然嚴重。一方面，城鎮養老、醫療、失業等各項基本社會保障起步早於農村，已經初步建立了相對完善的體制和機制；另一方面，農村基本社會保障體制仍在探索中前進，社會保障城鄉有別，存在明顯的不公平性。以城鄉居民最低生活保障為例，2012 年全國城市居民最低生活保障月平均標準為 330.1 元／人，最低生活保障月人均補助水平為 239.1 元；而農村居民最低生活保障月平均標準為 172.3 元／人，最低生活保障月人均補助水平只有 104 元。城市居民最低生活保障月人均補助水平是農村的 2.3 倍。

在醫療衛生事業方面，城鄉發展也不協調。城鎮居民的醫療衛生保障體制健全，不僅有較好的公共衛生服務設施和較全面的醫療服務體系，而且集中了優質的醫療衛生資源，可以提供高質量的公共衛生服務。與城市相比，農村在

公共衛生體制和基礎設施服務建設方面，雖然比過去有了長足的進步與發展，建立了新型農村合作醫療，加強了村級衛生室和鄉鎮衛生院建設，實行了基本藥物制度，緩解了農村看病難、難看病、看病貴等問題，但在醫療衛生服務質量、水平和可及性等方面與城鎮的差距並未有實質性縮小，尤其在疾病預防、健康保健、環境衛生等公共衛生服務方面的建設與發展，遠遠落後於城鎮。2011 年，全國農村每千人口醫療衛生機構床位數為 2.8 張，只有城市的 44.9%；全國農村每千人口衛生技術人員數為 3.19 人，只有城市的 40.4%；全國村衛生室鄉村醫生中，擁有大專及以上學歷的僅占 5.3%，在職培訓合格者僅占 17.8%；而鄉鎮衛生院衛生技術人員中，大學本科及以上學歷的僅占 5.9%。

當前，在新型城鎮化建設中遇到的一個重要問題是青壯年紛紛外出務工，導致農村社會的空心化。根據全國第六次人口普查的數據，目前農村留守兒童數量已達 6,000 萬人，留守老人數量有 4,000 萬人。這 4,000 萬人平常多居家活動，主要依靠居家形式來養老，他們的晚年生活不僅得不到子女的照料，相反，很多老人還要照顧外出子女留下的孩子。隨著中國進入老齡化程度的加速發展期，農村老人數量將出現爆發式增長。在農村社會事業發展滯后的背景下，如何給老年人以更多和更適合他們年齡特點的關愛，已經成為農村發展不得不面對和亟待解決的問題。

1.1.2　老齡化的現狀與趨勢

（一）健康老齡化的必然要求

2000 年中國 65 歲及以上的人口比例達到 7%，中國社會自此進入了老齡型社會。2000 年之前的 20 年是人口老齡化的準備期。而在未來幾十年，中國將經歷人口老齡化的迅速發展，其過程分為人口老齡化的加速期（2000—2015 年）、人口老齡化的高速增長期（2015—2040 年）和人口老齡化的減速期（2040—2050 年）三個階段。根據聯合國預測，在 2015—2040 年，中國 65 歲以上人口的年增長率將達到 3.5%，是總人口年均增長率 1.7% 的兩倍多。到 2050 年，65 歲以上老齡人口將增加到 3.34 億人，占中國總人口的 23.7%，占世界 65 歲以上人口的 22.6%。在中國人口整體呈老齡化的同時，老年人口內部構成也在不斷老化。按照聯合國的人口預測方案，中國 80 歲及以上高齡老人從 1990 年到 2050 年的每年平均增長速度為 4.2%，80 歲及以上高齡老人占 65 歲及以上老年人口的比例將從 1990 年的 12.2% 增加到 2020 年的 19.0% 與 2050 年的 34.6%。2050 年高齡人口占總體老年人口的比例大約等於 1990 年的

3倍。高齡老人是增長速度最快的人群，而這些80歲以上高齡老人最需要照料，帶病生存甚至臥床不起的比例最高。

全面建成小康社會，是實現中國夢在21世紀頭20年的任務目標，它承載著13億中國人對國家富強、生活幸福、社會和諧、文化繁榮、生態文明的美好期盼。中國夢歸根到底是人民的夢，全面小康歸根到底是人民的小康。然而，健康是夢想成真、生活幸福的前提，是多彩人生、全面發展的根本。為此，黨的十八大明確提出了「提高人民健康水平」的戰略部署。當下，中國進入全面建成小康社會的關鍵時期，也是人口老齡化加速發展的時期，實現老有所養、老有所醫、老有所樂、老有所學、老有所為，健康、積極、多彩、有尊嚴的老年生活，是每個人的夢想歸宿，也是全面建成小康社會的重要體現。倡導並積極推進健康老齡化成為中國全面建成小康社會的緊迫課題。

健康老齡化是很多國家的政策焦點，各國均認識到健康老齡化是在人類壽命延長的同時減少疾病和失能。當前，中國正處在在全面建成小康社會的關鍵時期，人口老齡化的步伐也日益加快。截至2014年年底，中國60歲以上老年人口已經達到2.12億人，占總人口的15.5%。面對滾滾而來的老齡化浪潮，人們更多的是擔憂其對經濟社會的消極影響，擔心中國的未富先老，憂慮人口紅利的消減、社會負擔的加重、社會活力的減弱等。然而，事物的發展都有兩面性，中國有句古語「家有一老如有一寶」，老齡化發展也有其積極的意義。例如：老年人豐富的經驗智慧及知識累積本身就是一種寶貴的財富，為經濟社會的發展提供重要的老年人才資源支撐；「老有所養、老有所醫、老有所樂、老有所學、老有所為」蘊含著巨大的市場需求空間，支撐老齡產業迅速成長為新的經濟增長點等。人口老齡化是社會文明進步的重要標誌；老化不是疾病，老化是生命歷程的一部分，我們無法阻止老齡化社會的到來，但我們可以引導人們正確面對老齡化，實現健康老齡化，使老年人能較長時期參與有價值的社會活動。這對國家、社會、對家庭、老年人自身都有積極的意義。

老年人的健康問題是健康老齡化的本質。隨著全球平均壽命的不斷延長，「健康老齡化」成為一個新興的研究方向。健康老齡化必須堅持以人為本，其核心是老年人口的健康。對健康的概念及其測定的研究，生物醫學、經濟學、社會學等不同學科有不同的理論闡釋。世界衛生組織對健康的定義為：「健康是身體、心理和社會適應的完好狀態，而不僅僅是沒有疾病或不虛弱。」這一定義雖然突破了「無病即健康」的傳統健康觀，但過於理想化。而且老年人口這一群體有其獨特的健康特徵和更加複雜的影響因素。

因此，健康老齡化是全面建成小康社會的重要體現，積極推進健康老齡化

是當前和今後一個時期中國現代化進程中一個必須面對的新挑戰。

(二) 老年疾病負擔的影響

老年人口是醫療保健服務需求最大的人群，老齡人口的增多勢必對衛生保健產生巨大影響。老年人各種生理機能減退，對醫療保健的需求增加，且易患慢性疾病。2003年全國衛生服務調查結果表明，60歲以上老年人慢性病患病率和傷殘率分別是總人口患病率的3.2倍和總人口傷殘率的3.66倍，平均住院時間為非老年人的1.5倍。老年人中慢性病占相當大的比例，病程長，醫藥費用高。研究顯示，城市81.9%、農村87.2%的老年人患有各種慢性疾病，其中約50%的患者同時患有兩種以上慢性疾病。老年人的生活自理能力隨著年齡的增長而下降，因而需要照料的比例也在增加，「長壽不健康」凸顯了為中國老年人不可忽視的生存狀態。

中國首次「全國城鄉失能老年人狀況研究」顯示，2010年年末全國城鄉部分失能和完全失能老年人約3,300萬人，其中完全失能老年人1,080萬人。中國60歲以上老年人的餘壽中有2/3的時間處於「帶病生存」狀態。

從全國範圍來看，老年人群醫藥費用負擔非常突出。一般說來，60歲以上年齡組的人均醫療費用是60歲以下人群的3~5倍。而且，根據估計，80歲以上老齡人口日常照料與醫療成本開支等於65~79歲老人的14倍左右，因體弱多病需要特殊照顧者的比例等於65~79歲老人的5倍。研究表明，2000年老齡人口醫療費用占GDP的0.48%，如果按照目前的患病率，並將實際需要但沒有得到滿足的需求包括進去，2020年老齡人口醫療費用將占GDP的3.0%，到2030年這一比例更將增加到8.92%。眾所周知，中國的老齡化是在經濟尚不發達的情況下提前到來的，人均收入還處於較低水平，國家財政能力有限。面臨這樣沉重的疾病負擔，如果不能提前通過做好老年健康保障的制度安排，將會給家庭和社會帶來巨大壓力。

(三)「未富先老」帶來的醫療保障壓力

中國與日本都屬於快速老齡化類型，但日本在20世紀70年代初進入人口老齡化時，其經濟發展水平已經達到發達國家的標準，社會經濟的承受力很強，西歐、北歐和北美等國家屬於慢速人口老齡化地區。毫無疑問，發達國家在應對老齡化問題時有強大的經濟實力作後盾；而中國當前的經濟實力在應對老年化時則顯得捉襟見肘。若考慮到中國的醫療保障體系存在著諸多的漏洞和資源分配不合理，那麼，人口老齡化對中國醫療保障制度的挑戰是毋庸置疑的。

1.「未富先老」對健康和壽命的影響

中國的人口老齡化有這樣一些值得關注的特點：老齡化速度快、規模大；

老齡化發展過程不平衡；經濟發展水平低。這些與發達國家不同的特點，對中國老年群體的健康壽命及其生活質量的影響是極大的。而人口老化對醫療保障制度的影響根源於個體老化過程引致的總體健康水平不斷下降。

（1）疾病譜的變化。隨著物質條件的改善以及醫療衛生事業的發展，人類的疾病譜正在發生變化。在傳染性疾病逐漸減少的同時，慢性非傳染性疾病逐漸增多，慢性病已取代傳染病成為中國居民疾病中的頭號殺手。疾病譜明顯的變化，對中國居民的疾病預防、治療和護理都會產生深遠的影響，受影響最大的是老年群體。慢性病是一種長期累積性疾病，年齡越大，患慢性病的可能性越大，累積慢性病的種類也越多，疾病嚴重程度也越高。老年人是最易於受到侵襲的群體，隨著老年群體的不斷膨脹，「人口老齡化與疾病譜變化的協同作用」必然會使得老年人的健康水平下降。

（2）長壽不等於健康。經驗和統計數據告訴我們，老年人口是高患病率群體，特別是慢性病多發群體。從橫向對比看，老年人口患病率明顯高於其他年齡組人口；老年人口中，年齡組越高，患病率也就越高。研究結果表明，老年人壽命的延長並不等於健康壽命的延長，即長壽不等於健康。按照1990年的資料計算，中國60歲以上老年人口平均有約17年的預期壽命，而其中大約有2/3的時間是帶病期。顯然，如何有效壓縮老年群體的不健康期從而延長其健康壽命，已成為學界的一項重要課題。

2. 人口老齡化對醫療需求的影響

慢性病是一種長期累積性，不能自愈，也不可能治愈的終身性疾病，年齡越大慢性疾病的發生率越高。伴隨人口老齡化、兩週患病率和慢性病患病率的迅速攀升，醫療服務需求必然迅速上升。2001—2020年是快速老齡化階段。這一階段，中國平均每年將增加596萬老年人口，年均增長速度達到3.28%，大大超過總人口年均0.66%的增長速度。到2020年，老年人口將達到2.48億人，老齡化水平將達到17.17%，其中，80歲及以上老年人口將達到3,067萬人，占老年人口的12.37%。到2050年，老年人口總量將超過4億人，老齡化水平推進到30%以上，其中，80歲及以上老年人口將達到9,448萬人，占老年人口的21.78%。透過以上數據我們不難看出，中國老年群體對醫療需求是巨大的。根據2015年全國1%人口抽樣調查數據，中國60歲及以上老年人口為2.21億人，占總人口的16.15%。截至2014年，中國基本醫療保險的參保人數為59,747萬人。可見，中國老年人當前的現實醫療需求（有支付能力的需求要比現實需求小得多）和今後的潛在需求是驚人的。

3. 「未富先老」對醫療保險基金和公共財政的壓力

據統計有三分之一的家庭因為疾病耗盡積蓄，60歲后的醫療費占中國人

一生收入的40%以上。另有統計指出，人生存在地球上的最后一年，花掉的醫療費，占一生總醫療費的75%以上。雖然無從考證這些數據的準確性，但它至少向我們透露一個信息：人口老齡化帶來的醫療費用的快速攀升及其對中國公共財政的巨大壓力是毋庸置疑的。中國新型的醫療保障制度從建立到現在只有10年左右，無論從制度的合理程度還是基金累積的充足程度，都難以適應實際的需求。與老齡化的速度相比，中國當前財富累積額和累積的速度成為應對老年醫療問題的瓶頸。

首先，低水平的醫療保障體系在老齡化的催化下，必然使得低水平的醫療保障體系升級的資金壓力加速凸顯。統計數據表明，中國的人均衛生保健支出水平是很低的。這一現實國情將會在今后較長一段時期對中國的基本醫療保險制度和公共財政帶來巨大的壓力。

其次，人口老齡化與疾病譜變化的協同作用導致醫療保健費用持續增長，從而使基本醫療保險基金的收支平衡面臨嚴峻危機，並最終形成巨大的壓力向公共財政體系傳導。由於衰老，老年人的抵抗力和恢復能力較差，治療週期長甚至終身都需要治療與護理，易同時患上多種疾病，並易於出現併發症和病情突變。老年群體的高消耗、高治療成本而且需要長期治療，導致了老齡化下老年人口的不斷膨脹對老年群體消耗衛生資源的放大作用。資料顯示，老年人消費的醫療衛生資源一般是其他人群的3～5倍。根據人社部公布的《2014年度人力資源和社會保障事業發展統計公報》，2014年全年城鎮基本醫療保險基金總收入為9,687億元，支出8,134億元，分別比上年增長17.4%和19.6%，儘管收仍然大於支，但收入增幅明顯低於支出增幅。基本醫療保險基金支出高速增長的一個重要原因就是人口老齡化的加速。醫療社會保險金的給付高峰將與養老保險金的給付高峰同時到來。隨著人口老齡化的加速，未來30～40年，將是養老保險和醫療保險支付壓力最大的時期。

1.2 文獻綜述

1.2.1 基於微觀層面的分析

（一）影響老齡健康的微觀因素

健康作為一種資本，對其投資可以有效地產出健康時間，進而帶來收益（Grossman, 1972），但老齡健康是一種特殊的資本，它的折舊率要遠遠大於一般的健康資本。同時，將個體健康水平看作健康生產函數中的因變量時，老齡

健康生產函數的自變量通常與一般健康生產模型中的因素有些不同，例如婚姻、家庭、護理、養老和居住模式就是影響因素。老齡健康是非常重要的變量，而在一般的健康生產模型中，更多考慮的是收入、教育、營養攝入和環境條件等。就婚姻因素的影響而言，研究發現，婚姻能夠使夫妻雙方相互照顧，從而對老年人的健康狀況有積極的作用（Gliksman，1995；Goldman，1995；Fuhrer & Stansfeld，2002；陳華帥，魏強，2009）。針對家庭對老齡健康的研究，將家庭作為調查樣本單位，分析家庭生活與老年人健康的關係，探究在家庭中多種因素的因果鏈與健康提升的關係，來研究提高他們的獨立能力並改善其生活質量的可能途徑。比如，通過對住家老人的調查，分析受幫助的老人的健康、療養及生活質量。Hellstr 和 Hallberg（2001）發現幫助主要來自於非正式的護老者（84.1%），53.1%的幫助是家務助理服務和家居護理服務。對護理因素的研究，除了討論護理本身對老齡健康水平的影響，還開始探討影響老年人健康投資行為的新型護理因素，譬如信息技術。一項重要研究是：Torp（2008）研究了信息技術是否會影響護理老伴的老年人的健康，通過研究發現介入溝通方法增強了與護理者之外的家人和朋友的聯繫，信息和通信技術能夠促進照顧配偶的老年人的健康。

在眾多影響老年人健康的變量中，學者們特別關注一個因素——老年人的養老模式。這是因為，學者們逐漸發現，與其說婚姻決定了老年人的健康狀況，不如認為與婚姻相聯繫的其他要素影響了老年人的健康水平。由於老年人中相當一部分喪偶、離異或單身，他們通過與生活夥伴如子女、兄妹或他人共同生活，獲得類似正式婚姻所帶來的生活照料、社會支持和精神慰藉，而這些正是決定老年人健康的關鍵要素。因此由這些要素所構成的養老模式，便成為學者關注的重點（Joung，1994；Ross，1995）。一方面，該因素對提高老年人健康水平具有重要意義；另一方面，政策制定者需要通過評估不同養老模式對個人健康水平的影響，制定有效的社會養老保障政策。可見，對老齡個體而言健康本身是一種人力資本，日常生活方式和居住方式是對這一人力資本的投資。有關養老模式的研究一般都會與居住模式緊密相連，進而研究不同居住模式對老年人健康的影響。一項對居住模式、自我感知的健康及二者之間的關係等問題的研究（Bansod，2009）顯示了相關研究的程度：研究以 600 位老人為信息收集的對象，使用隨機抽樣及採訪的方式，從實證角度說明了居住模式對老年人的健康有重要的影響。目前，針對中國養老模式與健康關係的規範研究主要有三項：一是 Gu（2007）利用中國高齡老人（80 歲以上）健康長壽調查數據，對養老院養老的健康影響進行了實證分析。他們發現，居住於養老院的

高齡老人的死亡率是其他高齡老人的1.35倍。二是Chen和Short（2008）根據同樣的數據樣本，分析了不同居住模式對於高齡老人精神健康狀況的影響。他們發現，在所有的高齡老人中，與女兒居住的老人精神狀況最好，獨居的老人精神狀況最差。三是Li（2009）研究發現，與配偶居住的高齡老人健康狀況最好，而與子女居住的高齡老人自評健康較好；劉宏等（2011）把養老模式選擇對健康的影響引入了二維性，發現養老模式是影響中國老年人健康的一個關鍵因素，不同的經濟來源和居住模式會帶來不同的健康狀況和生活幸福度。他們研究發現，經濟與居住均獨立的老年夫妻有最明顯的健康優勢和主觀幸福度優勢，而依靠子女供養或政府補助的獨居養老模式是最差的。以上這些研究較為引人關注的是，其結論與醫學中關於生活方式對健康有決定作用的研究結論是一致的。

（二）健康對個人經濟行為和福利的影響

從經濟學角度看，健康表現為一種耐用消費品，每個人都繼承了一個初始健康存量。個人健康存量隨著年齡的增長，存在著折舊或損耗，維持健康需要相應的支出。一般而言，人們在老齡時期的健康支出水平遠遠超過了其他的年齡階段，健康對老齡人口經濟行為的影響主要反應在他們的健康支出上。早期研究者比較關注老年人群健康狀況本身對相關支出的影響，但最近的研究更多把重點放在討論老齡健康支出的用途與支出方式以及其他因素對健康支出的影響上。例如，就支出用途和方式而言，Davidoff（2010）分析了家庭資產以何種方式取代長期護理保險（LTCI）即老人使用保險方式作為支出方式的抉擇問題，說明家庭資產對老年護理支出的影響。而在其他影響因素方面，學者更重視收入水平對老年健康支出的影響，他們認為不同收入水平的老年人在醫療費用支出選擇方面存在著機會成本。對於收入水平較高的老年人，其醫療支出的支付能力更高，機會成本也較低；而對於收入水平較低的老年人，醫療支出會在一定程度上影響必需型消費支出，機會成本也會比較高。研究發現，影響機會成本的因子有公共交通，甚至還有童年時接受教育程度所折射出的社會經濟條件。有兩項重要研究值得一提：一項是Rittner和Kirk（1995）調查1,083位低收入老年人（平均年齡78.9歲），分析社會文化和生活質量等變量對老年人使用醫療保健和交通服務的影響，研究顯示多數貧困老人與家庭或者鄰居存在溝通困難，使用公共交通去接受醫療服務。而公共交通本身對於老人來說就是一個障礙，影響老人使用醫療服務和支出的水平。多元迴歸分析表明：性別、受傷得病時的恐懼、友誼支持系統、與親友的聯繫以及交通的便利性影響著緊急醫療服務的使用效果。二是Grimard（2010）利用墨西哥「衛生和老齡

化調查」中 50 歲及以上個體構成的面板數據，同時考慮教育及收入狀況，研究墨西哥人童年時期的社會經濟等條件對年老後健康支出的長期效應。

健康對老齡個體本身福利的影響主要表現為財富效應。財富效應分為長期效應和短期效應（Lee & Kim, 2008）。健康對財富的影響在社會生活中體現為健康「財富梯度」現象，即個體社會經濟地位（SES）和健康之間的正向關係。在許多工業化國家重複出現「健康引致財富」（健康原因論）和「財富引致健康」（財富或社會原因論）是對這個現象的競爭性解釋。針對老齡健康和財富的關係，重要的經驗討論是 Michaud 和 Soest（2008）根據美國「健康與退休研究」進行的一個因果關係檢驗。儘管他們並沒有找到「財富導致健康」的證據，但他們發現，夫妻雙方的健康對家庭財富有因果性效應。此外，丈夫的健康會對他妻子的心理健康發揮作用。老齡個體健康水平的福利效應還包括對他人健康水平的影響，這樣的影響主要是對家庭其他個體健康的效應。老年人的健康能大大地緩解家庭的照顧壓力，同時有益於改善老年人子女的健康（Coe & Houtven, 2009），而且這些效應表現為短期效應、長期效應及性別差異性。Jin 和 Christakis（2009）通過數據模型分析喪偶與死亡率之間的關係，對這些效應進行了總結。可以說，上述研究從不同角度力證了健康對個人經濟行為的積極影響和對福利的正向作用。

（三）老年人健康服務市場的供求

老年人健康服務市場的供求研究也是老齡健康研究中的重要問題。服務市場的供求問題不僅是市場均衡與發展問題，而且直接關係到老齡人口健康水平的提升。老年人對健康服務的需求是一種引致需求（Induced Demand），是由健康需求派生出來的。

從供給方面看，研究主要集中在供給的主體或供給的成本（Roberts, 2001；Kessler & Geppert, 2005；Chung, 2007）。他們發現，由於老年人在接受社會服務和健康服務時存在的角色差異，不同的供給主體與老年人會形成不同的服務關係，因此，具有針對性的醫療計劃和綜合社會服務，對老年健康服務市場的供給而言至關重要。此外，這些研究也評估了競爭的存在對醫院支出以及老年護理質量的影響，說明了服務機構的供應、競爭機制對市場的作用，討論了服務供應市場中應採取的有效管理方式，為服務的供應給出了相關的啟示。

從需求方面看，學者首先關注影響老齡健康服務需求的因素。例如，Spence（1993）分析了老年人醫療服務、疫苗注射、家庭協助等需求的影響因素。Lee（2007）探討了接受家庭護理的老年糖尿病患者未滿足的需求，其中

包括社會工作服務、家庭健康照顧、家政服務、醫療器械的需求等，發現預支付系統（PPS）對病人需求的影響。此外，他們還探討了老齡化和長期護理（LTC）市場發展之間的關係。例如，Lakdawalla 和 Philipson（2002）發現由於老齡人口中無行為能力人口比重在下降，長期護理需求的增長率並沒有人口老齡化的速度快，老齡健康狀況的改善使得護理市場的單位產出呈現先增後減的規律。這一規律在一些包括美國在內的 OECD 國家和發展中國家都有表現。因為家庭護理形成了對市場護理的部分替代，健康老齡化意味著需求和供給的同時增加。值得一提的是，人均壽命的提高引起長期護理需求（特別是家庭護理）的增加，學者對它的關注形成近期的熱點。在社會普遍認為家庭護理有助於提高老人在家獨立生活的能力之際，Olivius（1996）認為，家庭護理應該考慮被照顧人的獨處和功能性健康的狀況，老人在家療養的需求、療養的策劃和療養的提供方式，應與老年人的診斷情況、自理能力及身體機能相符。被照顧人的獨處和功能性健康狀況，是評估家庭護理的必要性和規劃補充護理、非正式護理時應考慮的重要變量。非正式的成年子女照顧是一種常見的長期照顧老年人的形式，如果它能成為正式照顧的替代品，就會有效降低醫療費用，子女的非正式照顧如何影響正式照顧，這個問題是極其重要的。Bolin（2008）基於「歐洲衛生、老齡化、退休調查」數據庫的截面數據分析發現，正式和非正式的家庭護理是相互替代的，而非正式的護理是醫生和醫院探訪的補充。在歐洲國家間兩者之間的關係不同，在某些情況下存在南北梯度。此后，Bonsang（2009）使用相同的數據庫，通過建立模型分析正式護理使用的決策與數量，他們發現，老年人子女的非正式照顧可替代專業的家庭護理，然而，隨著老人殘疾程度的增加，這種替代效應趨於消失。

1.2.2 基於宏觀層面的研究

各國政府往往通過宏觀政策的制定，配置健康資源、引導老年人行為並承擔支出份額，以此影響老人使用服務的數量和接受服務的方式，達到改善老年健康狀況的目標。為此，學者們利用參照試驗、政策評估等方法，分析宏觀支持政策與老齡健康的關係，為有關決策者提供制定政策的依據。

影響老年人健康的政策研究集中在老年社會保險（養老保險、醫療保險和長期護理保險）、生育計劃政策、健康護理等方面：

1. 養老保險

養老保險與醫療保障是老齡化問題研究的傳統題目，早期的研究文獻中不乏經典之作，而近來不少文獻拓展出更多有意義的研究方向。例如，討論如何

利用養老保險去降低老齡人使用服務和保持健康的成本（Case & Menendez，2007）；討論老齡健康程度與養老保險費率的關係（Echevarria & Iza, 2006）；討論退休年齡、預期壽命與養老保險的關係（Queisser, 2005）；關注養老保險制度安排與老齡群體健康程度間關係的研究，體現出從較為單純的養老保險概念到養老保障體系理念的研究方向的轉變。

2. 醫療保障

醫療保障政策的有效性一直是學者們優先關注的重要問題。例如 Pagán（2007）分析墨西哥醫療保險和預防保健服務利用率之間的關係，發現就多種慢性病並發率很高的高齡成年人預防性健康護理的使用而言，醫療保險覆蓋不足可能是一個重要的潛在障礙。Chen（2007）採取雙重差分方法估計臺灣「全民醫保」計劃的因果效應，結果顯示這些影響在低收入或中等收入群體中更加突出。Chang（2009）的研究則從提供經濟誘因角度顯示了醫療保障的效應：老人有病時將更多地去看醫生，而不是諮詢藥劑師買藥。此外，就政策效應的差異性，研究者也給出了結果，黃楓、甘犁（2010）估計醫療保險對中國城鎮老年人總醫療支出以及老年人死亡風險的影響。他們認為，享受醫療保險的老人，按生存概率加權的平均總醫療支出比無醫療保險的老人高，預期壽命也要長，醫療支出對健康的邊際效應較高。

同時，學者還關注醫療保險政策對老年群體健康的間接效應，比如對老年勞動者的退休決定所起的作用。Rogowski 和 Karoly（2000）使用 1992—1996 年「健康和退休調查」數據發現，退休后醫療保險的獲得對退休決策有很大的影響。在老年男性勞動者中，退休后有醫療福利的人，其退休傾向比他們沒有保險的同行高出 68%。Blau 和 Gilleskie（2008）利用「健康與退休調查」的數據，估計了年長男性就業及醫療決策的偏好、預期參數結構模型，以期明確健康保險的作用。模擬結果顯示，健康保險的改變，包括退休者健康保險與醫療的可得性與限制，對年長男性的就業行為有微小的影響，而對健康狀況很糟糕的男性則有極大的影響。

1.2.3 基於消費需求角度的研究

（一）健康狀況層面

1. 醫療服務

在人類的歷史軌跡中，人口有增有減，但一直到 1750 年后，世界人口才有明顯的長期增長趨勢。人口增長的原因不外兩種：①出生人口數增加；②死亡率降低。Mckeown 博士對英國的系統研究顯示，英國在工業革命以后出生率

就開始降低，外來移民也並沒有明顯增加，因此，人口長期增長主要是死亡率的下降所致。那麼，為什麼在 1750 年以後死亡率會大幅度降低呢？學術界有兩種論點：①醫學的進步；②公共衛生或營養改善等其他因素。持第二種觀點的學者認為，在 18 世紀許多疾病（如肺炎、支氣管炎、流行性感冒）的致亡率的大幅降低是在現代醫學知識萌芽以後就已發生的事情。Fucks 博士的研究也認為，現代嬰兒死亡率的降低，醫學所扮演的角色很小，反而是生活水平的改善與提高以及教育的普及作用較大。

如果第二種論點成立，那麼促成死亡率降低的重要原因是什麼？兩個最有可能的原因是公共衛生與營養狀況的改善（前者減少了疾病傳染的機會，后者則增加了抵抗疾病襲擊的能力）。對這兩個因素的相對重要性在學術上仍有許多爭論，沒有一致的見解。如 Meckeown 博士認為營養的改善比較重要，因為公共衛生設施與措施的建立與發展比較晚，而且公共衛生的改善對通過空氣傳染的疾病（Airborne Disease）並沒有太大的影響。Mckeown 博士認為兩種美洲食物（玉米與馬鈴薯）的引入對英格蘭居民營養狀況的改善有比較突出的貢獻。相反，也有學者發現在英國死亡率大幅降低的同時，城鄉居民死亡率的差距也大幅縮小。他們認為這是公共衛生政策改善所致，而不是營養的因素，因為一般城鄉居民的飲食習慣應該不會有太大的差距。儘管從歷史的角度來看，促成死亡率降低的各種因素的相對重要性，在學術上仍然有很多爭議，但是，一個基本共識就是醫療服務所扮演的角色並不突出。

Phelps 博士在研究醫療服務對健康的影響時，提出了兩種不同的觀點：①廣泛界限（Extensive Margin）。這是指同一種治療方法，如果使用的人群密度越來越高，其效果就越來越差，如癌症篩檢工作。②密集界限（Intensive Margin）。這是指針對某一特定人群，當醫師所提供的治療項目、程序或時間越來越多時，醫療服務的邊際生產力會越來越低。

利用上述概念，Phelps 博士在採用回顧性研究方法時指出，以地區別住院率（某一特定地區在某一特定期間曾住院的人口數占總人口數的比例）為觀察單位時，地區之間存在的差異具有統計學意義。這一研究結果顯示，不同醫師在對某些特定患者是否該住院（即最佳的住院比率）進行決策的過程中存在相當大的差異。另外，Phelps 博士還觀察到同一疾病的平均住院天數（Average Length of Stay）在美國各州之間的差異也具有統計學意義。這一事實也反應出醫師對醫療服務邊際生產力的認知也存在較大的差異。

由此可知，不論從廣泛界限還是密集界限的觀點看，醫療資源的最佳使用量在不同地區或不同醫師之間均存在較大的差距。而這種醫療資源利用的差異

是否對健康產生影響，到目前為止並沒有比較明確的研究來證實。這也說明，不同醫師對各種醫療服務項目或治療程序所能達到的效果，並沒有完全達成共識。這也證實了 AVOW 博士所提出的醫療服務效果存在不確定性的觀點。

此外，文獻上常見的實證研究方法就是直接利用計量經濟學方法，建立健康生產函數，以研究醫療服務對健康的影響效果。這方面的研究結果可以表1.1 體現：

表 1.1　　　　　　　　主要實證研究方法與結果的比較

作者(年份)	資料來源性質	衡量方法	結果
Auster 等 (1969)	美國 1963 年各州資料	H：年齡/性別層的死亡率 M：醫療支出 其他：教育、收入、香菸消費量等	*M 增加 1%，死亡率減少 0.1%（但不顯著） *教育程度增加 1%，死亡率減少 0.2%（顯著）
Fuchs (1974)	比較美國內華達州與猶他州在 1959—1961 年及 1966—1968 年的死亡率資料	H：年齡/性別層的死亡率	二州相鄰，地理、氣候、所得與醫療支出相近，但死亡率有很大的差別，Fuchs 認為主要是生活方式的差異造成的
Hadley (1982)	美國 1970 年的縣市資料	H：年齡/性別層的死亡率 M：Medicare 平均每一被保險人的醫療支出 其他：教育、收入、香菸消費量等	*M 增加 1%，死亡率減少 0.15%
Hadley (1988)	1980 年美國人口普查 5% 的樣本，將相關變量加總平均，以縣市為觀察單位，取 65 歲以上的老人為研究對象	同上	*醫療支出死亡率有顯著的影響；白人樣本的彈性介於 0.2 和 0.4 之間；非裔美國人樣本的彈性介於 0.5 和 1 之間 *教育與香菸消費影響同上

表1.1(續)

作者(年份)	資料來源性質	衡量方法	結果
Corman, Joyce, Grossman (1987)	美國1970年的縣市資料（人口在5萬以上的縣市）	H：未滿月的嬰兒死亡率 M：產前檢查、嬰兒加護病房護院日數、政府提供的醫療服務	事前的預防性醫療服務（產前檢查）的效果遠大於疾病的治療服務
Newhouse, Friedlander (1980)	美國1959—1962年個人健康檢查的調查資料	H：六種生理上的指標（血壓、心電圖、膽固醇、牙周病等） M：受訪者居住地區的醫療資源	*醫療資源對六種健康指標的影響不大，反而是教育程度對健康有顯著影響 *研究者指出：一個人居住地區醫療資源的多寡對其健康的影響不大，反而是個人生活方式的影響較大
Brook等 (1983)	Rand醫療保險實驗計劃	H：自我健康評估，及健康檢查的生理指標 M：醫療支出	不同保險給付水準的消費者，其健康情形並無太大的差異，但有兩個例外：看病完全免費的低收入者，與部分負擔組的樣本比較，其生理指標有較明顯改善
Valdez等 (1985)	Rand醫療保險試驗計劃，只取兒童為樣本	同上	不同組家庭樣本的小孩，其健康並無太大差異

資料來源：Basch, P. Textbook of International Health ［M］. 2nd ed. New York：Oxford University Press，1999.

2. 生活方式

生活方式對健康的影響主要體現在兩個方面：①個人選擇行為對意外傷害發生概率的影響。如騎摩托車戴安全帽可以減少車禍死亡的概率；開車不喝酒、喝酒不開車可減少酒后駕車導致的汽車意外事故。上述現象顯示，意外事故發生概率的降低與暴力犯罪的減少，可明顯改善青少年的健康狀況。而這一改善，主要依靠青少年生活方式的改變來完成，而不是靠醫療服務的供給。②個人飲食習慣、運動習慣以及抽菸與否的決策會影響某些慢性病發生的概率。不管是在美國還是在中國，與生活方式有關的慢性疾病，在中、老年人的各種死亡原因中，都佔有明顯的比重。Kenkel博士利用1985年美國全國性的健康訪問調查資料（Health Interview Survey）來探索生活方式對成人健康狀況

的影響，其中女性樣本有17,908人，男性樣本有12,671人。Kenkel博士將以下八種生活方式，作為消費者所選擇的生產要素（Inputs），進而分析其對消費者健康狀況的影響。這八種生活方式為：①有無吃早餐；②適當的體重；③吃點心或零食的習慣；④吸菸；⑤運動；⑥酗酒；⑦睡眠習慣；⑧生活壓力。至於研究健康的指標，主要有三種：①受訪者自我評估的健康狀況；②身體功能的限制；③受訪者在過去兩星期無法正常活動的天數。多元迴歸分析結果發現，有無吃早餐的習慣對上述三種健康指標並無明顯的影響，但是體重過重、抽菸、酗酒、睡眠不足或過多及壓力五項因素都對健康狀況產生明顯的負面影響，而運動及適度的飲酒則對健康狀況有明顯的正面影響。

3. 教育

Auster博士等（1969）的研究顯示，教育對健康改善的貢獻比醫療服務對健康改善的貢獻要大，那麼是否可以認為將資源從醫療服務轉到教育上將改善居民的健康狀況呢？另外，表1.1所列的許多研究結果顯示：教育對健康的影響呈正相關關係。那麼這一結果是否表明增加教育支出是改善居民健康狀況的有效方法？要回答這些問題，必須先弄清楚是教育導致健康的改善，還是教育與健康的改善只是同時受到其他因素的影響而呈現正相關關係。針對這一問題，在研究上有兩種不同的觀點：①教育程度與健康狀況之間具有因果關係（Causation）；②教育程度與健康狀況之間只是一種相關關係（Correlation）。

Grossman（1972）是持因果關係論者的代表。他認為教育程度越高的人，改善健康狀況越有效率。教育對消費者生產健康效率的影響主要通過兩種不同的途徑：①生產效率（Productive Efficiency）；②配置效率（Allocative Efficiency）。前者是指在一個固定的生產要素數量下，教育程度越高的消費者可獲得越大的健康產出水平。這是因為教育程度的提高使消費者越容易具備現代醫學常識，也就是越容易瞭解促進健康的技術（Know-How）。因此，教育程度越高的人，越懂得如何利用醫療資源及其他市場上可購買的生產要素，並結合自己的時間來改善健康狀況。後者則是指教育程度提高後，可增加消費者的信息，幫助其瞭解各種生產要素對健康的促進效果。因此，配置效率是通過消費者選擇一個較佳的生產要素組合來改善健康狀況。如教育程度越高的人，所擁有的吸菸有害的信息越多（Hsieh，1996）。在這一情況下，教育程度越高的消費者，越容易選擇健康飲食習慣（如不吸菸），並避開有害健康的風險（如選擇較安全的工作）。

至於持相關關係論者，他們根據教育只能夠解釋一少部分個人健康差異的實證研究，開始質疑上述因果關係的論點。個人健康的差異會受到許多無法觀

察到的因素的影響，直接估計教育對健康的影響，可能會產生偏差。因此，持相關關係論者認為，教育與健康同時受到第三變量（Third Variable）的影響，因此二者呈現相同方向的變動趨勢，但這只是一種相關關係，而不是因果關係。這一論點以 Fuches 博士（1979，1982）所提出的時間偏好（Time Preference）假說最具代表性。Fuches 博士認為，對現在時間偏好高者，注重立即可得的回報（或效益），對現在時間偏好較低者，則著眼於未來長遠的回報。一般而言，教育需以現在的成本（時間或金錢）來換取未來的回報。因此，對現在時間偏好較低者願意現在花時間與資源在教育上，以換取未來的利益。同理，健康的投資也必須在眼前花費許多時間與金錢，來換取未來長期的利益（活得老又活得健康）。因此，對現在時間偏好較低者也會對健康做較多的投資，造成教育與健康有高度的正相關關係。因此，教育與健康的正相關不一定包括了兩者有因果關係。

區分因果關係與相關關係兩種不同觀點的重要性，主要反應在政策含義的差別上。第一種觀點暗示增加政府的教育投資，是促進居民健康狀況的有效方法；第二種觀點則認為在教育與健康的因果關係不存在的情況下，增加教育投資並不能實現改善健康狀況的政策目標。有鑒於此，近年來許多學者針對上述兩種不同的觀點進行了實證研究。

4. 社會經濟狀況

社會經濟狀況（Socioeconomic Status，SES），指個人或群體在階級社會中的位置。社會經濟狀況是職業、教育、收入、財富以及居住地區等指標的綜合反應。社會學家常用社會經濟地位作為預測人們行為的一種手段與方式。教育、職業和收入是衡量社會經濟地位最常用的三個指標。雖然這三個指標存在一定的聯繫，但它們都能反應出社會地位不同的特點，而且它們是不能互換的。收入是應用最廣的測量社會經濟地位的指標，最典型指標是家庭月收入或年收入。教育、收入、職業的不平等是社會經濟狀況的主要決定因素，這幾個因素都會對醫療服務可及性和居民健康狀況產生影響。

不論以匯總后的總體健康指標還是個人健康指標來研究，老年人健康狀況所存在的差異都是各國普遍存在的現象。從實證研究分析可知，造成老年人健康狀況差異的原因主要有三個方面：①醫療服務的可及性與醫療服務利用量的差異；②消費者個人生活方式的差異，包括飲食習慣、菸酒消費與運動等與健康有關的行為的差異；③個人素質的差異，如教育因素。事實上，除了教育因素以外，還有許多個人素質的因素會導致健康的差異，包括收入、財富及職業等。這些影響個人素質的因素在經濟學上統稱為社會經濟狀況。在現實社會

中，社會經濟狀況對健康的影響是比較明顯的影響。

(二) 醫療服務需求影響因素

1. 醫療服務價格

一般實證研究在對醫療服務價格進行分析時，會因分析資料性質的差異而採用不同的研究方法。最常見的方法是以消費者有無醫療保險或享有醫療保險的種類，作為醫療服務價格的替代變量。這主要是因為在有醫療保險的情況下，消費者所面對的醫療服務價格都大幅降低，而消費者就醫價格的變化程度則根據醫療保險的給付內容或部分負擔的規定而異。

事實上，利用下列簡單的迴歸關係，可說明醫療服務需求的價格彈性 (η_1) 等於醫療服務需求的部分負擔率彈性 (η_2)。假設市場的醫療服務價格為 P，保險的部分負擔率為 C，則消費者在就醫時所面臨的淨價格為 $P_n = CP$，因此，用普通的最小二乘法（OLS）估計醫療服務需求的迴歸方程式，可假設如下：

$M = a_0 + a_1 \text{income} + a_2 CP + a_3 X + \varepsilon$

式中，M 代表就醫次數，X 代表其他變量，a_i（$i = 0, 1, 2, 3$）為待估計的參數（Estimate Parameter），ε 為誤差項。根據上述關係可得：

$dM/dP = a_2 C$

$dM/dC = a_2 P$

因此：

$\eta_1 = (dM/dP) \cdot P/M = a_2 CP/M$

$\eta_2 = (dM/dC) \cdot C/M = a_2 PC/M$

從上述關係可知，實證研究計算部分負擔率的彈性以研究價格彈性的原因。如 Manning 博士等 1987 年使用 Rand HIE 資料中不同部分負擔設計組別間醫療服務利用率的差異，計算相鄰兩組部分負擔率的弧彈性，以研究醫療服務需求的價格彈性。

對價格彈性的估計，是整個醫療服務需求實證研究的重點。因為資料性質與研究分析方法的不同，現有文獻的實證研究結果有很大的差異。儘管相關文獻實證估計的價格彈性強度有較大差異，但各個實證研究的共識就是價格對醫療服務需求有明顯的負影響，驗證了前面的理論預測。至於影響的強度，在眾多的實證研究中，則以 Manning 博士等（1987）利用 Rand HIE 所得的估計結果較為精確。他們研究發現，以全部醫療支出來研究醫療服務需求時，價格彈性在-0.22 和-0.17 之間，若只針對住院次數來估計，則價格彈性在-0.14 和 0.17 之間（表 1.2）。這一結果顯示，若住院價格上升 10%，住院次數將減少

1.4%~1.7%。同時，現有實證研究結果發現，消費者對門診需求的價格彈性（絕對值）大於住院需求的價格彈性。換言之，就相對門診的需求而言，消費者對住院服務的需求較不受價格變動的影響。

表 1.2　　　　　　　醫療服務需求價格彈性研究結果比較

作者(年份)	因變量	價格彈性
1.所有醫療支出		
Rosett 和 Huang(1973)	住院與門診支出	-0.35~-0.15
Manning 等(1987)	全部醫療支出	-0.22~-0.17
2.門診服務		
Fuchs 和 Kramer(1972)	平均每人看病次數	-0.2~-0.15
Newhouse 和 Phelps(1976)	使用門診的概率/門診次數	-0.16~-0.11
Goldman 和 Grossman(1978)	小兒科門診次數	-0.06
Colle 和 Grossman(1978)	小兒科門診次數	-0.082
Gromwell 和 Mitchell(1986)	手術次數	-0.18~-0.14
Wedig(1988)	使用門診的概率/門診次數	-0.32~-0.16
3.住院服務		
Feldstein(1971)	平均每人住院次數	-0.63
Newhouse 和 Phelps(1976)	住院天數	-0.06
Manning 等(1987)	住院次數	-0.17~-0.14

資料來源：Phelps, C. E. Health Economics [M]. New York：Addison-Wesley Educaitonal Publishers Inc., 1997.

表 1.2 顯示：醫療服務需求的價格彈性絕對值小於 1，這表示醫療服務的價格上升，消費者的醫療服務需求雖然會減少，但醫療服務需求減少的幅度小於價格上升的幅度，因此，醫療服務價格上升後，消費者所消費的醫療費用仍然會增加。

表 1.2 所列的估計結果主要是對消費者個人需求曲線的估計。一方面，這是研究消費者個人需求對價格變化的反應（少數以加總資料進行估計，以研究整個市場對價格變化的反應）；另一方面，有些研究則以醫師的資料來估計個別廠商所面對的需求曲線，這類估計結果的價格彈性通常比較大。這是因為估計整個醫療服務時，消費者面對該項醫療服務價格上升後所能替換的其他醫療服務並不多。因此，消費者對整個醫療服務需求的價格彈性很小。但以個別醫師所提供的服務來估計時，個別醫師的醫療服務價格若上升，消費者有很多醫師可以選擇，因此，個別醫師（廠商）所面對的需求曲線的價格彈性比較

大。而估計個別廠商需求曲線的研究，則可用於測量醫療服務市場上的競爭程度。實證結果顯示，個別醫師門診的價格彈性比較大，但住院服務的價格彈性比較小，就是因為醫院較個別執業醫師有較強的市場競爭力。

2. 醫療保障

一般而言，醫療保險對醫療服務需求的影響，要視醫療保險的內容而定。若僅有部分負擔的規定，則醫師需求的部分負擔率彈性等於醫療服務價格彈性。但一般醫療保險除了對部分負擔率的規定外，通常還會有自付額或最高給付上限的規定。自付額是指保險公司不支付某一特定金額以下的醫療費用支出；最高給付上限則為保險公司的最高理賠金額，超過這一上限，則由被保人自行負責。因此，消費者就醫時必須自行負擔金額占總醫療費用的百分比，就受到醫療費用支出金額的大小的影響。這時部分負擔率彈性就不一定等於價格彈性。在較複雜的保險制度下，研究醫療保險的影響，通常直接以保險的類別作為虛擬變量。

以保險類別來研究醫療保險對醫療服務需求的影響的估計方法，可能面臨不同保險類別的被保險人並非是隨機性樣本而是消費者自我選擇的結果的情況。同樣地，在市場競爭的環境下，消費者的醫療保險類別，也是消費者自我選擇的結果。因此，依據非隨機性樣本估計所得的保險效果，將受到其他無法直接觀察到的因素的影響，導致所估計的結果有所偏差。而這種偏差，是使用非實驗性資料難以避免的結果。

為了克服非實驗性資料的缺陷，除了可遇不可求的自然實驗資料之外，尚可利用控制實驗的方式，實證研究醫療保險對醫療服務需求的影響。美國聯邦政府在 1974 年進行的 Rand 醫療保險實驗計劃就是最好的實例。這項實驗研究的主要目的，就是借著控制實驗研究，排除消費者自我選擇的影響，期望能估計部分負擔率的差異對消費者醫療服務需求的真正影響效果。

HIE 是指根據實驗研究設計的方式，選擇美國 6 個地區（4 個城市及 2 個郊區地區）的居民進行實驗。參與實驗的家庭必須先放棄原來的醫療保險，然后實驗單位隨機分配參與實驗的家庭加入 5 種不同的保險方案（Insurance Programs）。這五種保險方案包括：①看病完全免費（部分負擔率為 0）；②部分負擔率為 25%；③部分負擔率為 50%；④部分負擔率為 95%；⑤門診自付額 150 美元。部分負擔率為 95% 的保險方案在設計上如同沒有醫療保險，但未取得參與家庭的就醫記錄，由保險負擔 5%，使參與實驗的家庭有動機提出保險給付的申請。實驗的期間為 3 年或 5 年不等，由參加者自行選擇。此外，為避免參加者的醫療費用負擔過重，Rand HIE 有每年自付額最高上限的規定

（分別為家庭收入的 5%、10% 或 15%，最高限為 1,000 美元），超過上限的醫療費用則全部由保險公司給付。同時，參加者也可領到一筆固定酬勞，以使其不因為參與實驗而遭到財物損失，參加的人數總共 5,809 人。

對 Rand HIE 的分析顯示，部分負擔率對消費者的醫療需求有明顯的影響。在全免部分負擔的樣本中，曾經看過病者的比率為 86.7%，曾經住院者的比率為 10.37%，但曾經看病者與曾經住院者的比率隨著部分負擔率的逐漸提高而逐漸降低。在 95% 部分負擔率樣本中，曾看過病者的比率降到 68%，而住院率也僅有 7.75%。至於每人每年的平均醫療費用，也呈現相同的趨勢，隨著部分負擔率的提高而降低。在部分負擔率為 0 的樣本中，每人每年的平均醫療費用為 777 美元，但部分負擔率為 95% 的樣本中，則僅有 534 美元。綜上所述，比較零部分負擔的醫療保險與沒有醫療保險（部分負擔率為 95%）兩組而言，醫療保險的介入會使消費者的住院率增加 1/3，而平均醫療費用則增加約 45%（表 1.3）。

表 1.3　美國蘭德（Rand）公司醫療保險實驗研究的主要結果

實驗計劃	平均一年使用任何醫療服務的概率（%）	平均一年使用一次以上住院服務的概率（%）	平均一年的醫療費用（1984）美元
完全免費	86.7*（0.67）	10.37（0.42）	777（32.8）
部分負擔率			
25%	78.8（0.99）	8.83（0.38）	630（29.0）
50%	74.3（1.86）	8.31（0.40）	583（32.6）
95%	68（1.48）	7.75（0.35）	534（27.4）

＊括號內數字為標準差

資料來源：Manning, W. G. Health Insurance and the Demand for Medical Care: Evidence from a Randomized Experiment [J]. American Economic Review, 1987, 77 (3): 251-277.

利用不同部分負擔率相鄰組別的醫療費用支出差異，HIE 的研究者並沒有進一步計算醫療服務需求的價格弧彈性。以所有的醫療費用來看，部分負擔率為 0~25% 的弧彈性為 -0.31~-0.17，而住院費用部分，部分負擔率為 0~25% 的弧彈性與 25%~95% 的弧彈性分別為 -0.17 與 -0.14。

綜上所述：①消費者的醫療服務需求會隨著價格的上升而降低，與理論的預測相符合。②醫療服務需求的價格彈性為負，但與其他商品的價格彈性比較，其絕對值較小。③門診價格彈性的絕對值較住院價格彈性大，顯示相對住院需求、門診的需求較容易受到價格變動的影響。

3. 時間成本

Acton、Coffey 與 Cauley 等人（1987）都曾採用實證研究方法來研究時間成本對醫療服務需求的影響。Acton 博士（1975）以消費者從其住處前往就醫地點的距離作為研究就醫時間的指標，並進而成為時間價格的替代變量，其實證資料則來自 1965 年紐約市立醫院門診病人的現場訪問。Acton 博士的實證研究結果顯示，在研究消費者前往公立醫院門診就診次數的迴歸方程式中，距離變量的系數明顯為負，首先是公立醫院的免費門診相對於其他物品是屬時間較密集的產品，其替代為負，同時抵消正的收入效果，使淨效果為負。因此工資率對醫療服務需求的影響與醫療服務類似，即工資越高（時間成本越高）的消費者，其醫療需求越低。

Coffey 博士（1983）則利用 1977 年美國德州達拉斯郡的婦女健康調查資料，估計時間價格對婦女醫療服務需求的影響。Coffey 博士將其研究對象僅限於女性的醫療保健門診（包括婦科、婦幼衛生及家庭計劃生育服藥）。主要理由是這類醫療保健通常不是突發性的疾病或意外事故，消費者在做決策時有很大的自主性。因此，可以避免突發性疾病對時間價格的影響。時間價格的研究為消費者的時間價值與就醫時間（包括交通、等待與治療的時間）的乘積，而時間價值則是以就業婦女的市場工資或未就業婦女的保留工資來研究。實證研究結果顯示，時間價格在消費者選擇就醫的種類、選擇是否就醫及就醫次數三項迴歸方程式中，時間價格估計系數的彈性值分別為 -0.48、-0.09 和 -0.17，都較貨幣價格估計系數對應的彈性值大。這一結果顯示時間價格對醫療服務需求的影響超過貨幣對價格的影響力。

此外，Cauley 博士（1987）還利用 1975 年美國加州地區健康維持組織（Health Maintenance Organization，MHO）成員的就醫記錄和訪問資料，研究醫療的時間價值。Coffey 博士認為有些不工作的消費者，或有些就業者也可請病假而不扣薪水的因素，都會影響到消費者的時間價值，因此直接用市場工資來研究消費者的時間價值並不合適。基於上述考慮，Cauley 博士在研究醫療服務需求的迴歸方程式中，除了包括就醫時間的解釋變量外，也加入了四個消費者特點與就醫時間的交叉變量，以此來研究不同特點消費者的時間價值差異。這四個研究消費者特點的變量分別是消費者是否為全職工作者、是否為家庭主婦、是否可請病假不扣薪水及是否有學齡前小孩要照顧。實證研究結果顯示，就醫時間的估計系數為負，而上述四個特點與就醫時間的交差變量的估計系數都為正，同時除了最後一項交叉變量的系數差異無統計學意義外，其餘都具有統計學上的顯著性意義。這一結果顯示全職工作者、家庭主婦及可以請假而不

扣薪水的就業者，其時間價值較具備上述特點的消費者低。Coffey博士進一步利用上述就醫時間（含交叉變量）的估計系數與貨幣價格估計系數的比率，計算出各類消費者的時間價值，結果發現全職工作者的時間價值與市場上工資中位數頗為相似，但是家庭主婦與可請病假的就業者，其時間價值則低於市場上的工資率甚多。而從上述時間價值的估計結果，Cauley博士發現時間價格占醫療保健服務總價格的比例較貨幣價格高，與Coffey博士（1983）的發現是一致的。

4. 家庭收入

對相關研究所得彈性估計值的比較結果顯示，醫療服務需求的收入彈性絕大部分大於0且彈性值大都小於1，顯示醫療服務是正常品，同時也是必需品（表1.4）。但以國家為觀察單位的研究則顯示，醫療費用支出的收入彈性大於1。因此，有不少研究者據此指出醫療服務是奢侈品（Luxury Goods）。Parkin博士等則指出，以國家為觀察單位的研究在方法上有兩個缺陷：①用加總資料（如一國的醫療費用支出與國民收入）進行實證研究，未必能反應個人行為。②不同國家之間的比較研究，通常是利用匯率來進行幣值差異的轉換，但匯率就不一定能反應一國貨幣的購買力。因此，Parkin博士等人改用購買力平價關係（Purchasing Power Parity）來調整不同國家之間幣值的差異。其估計結果顯示醫療費用支出的所得彈性小於1（0.9）。因此，Parkin博士等人反駁Newhouse博士的說法，認為醫療服務並不是奢侈品，而是必需品。Gerdtham博士等（1992）針對19個DECD國家的研究則顯示，醫療費用支出的收入彈性大於1（1.33）。

表1.4 部分醫療服務需求價格彈性研究結果的比較

作者（年份）	因變量	收入彈性
1.所有支出		
Rosett 和 Huang（1973）	醫療支出	0.25~0.45
Manning 等（1987）	醫療支出	0.2
2.門診服務		
Fuchs 和 Kramer（1972）	平均每人看病次數	−0.57~−0.2
Acton（1973）	私人醫師門診次數	0.046（非薪資收入）
		0.086（薪資收入）
	公立醫院門診次數	0.039（非薪資收入）
		0.110（薪資收入）

表1.4(續)

作者(年份)	因變量	收入彈性
Newhouse 和 Phelps(1976)	使用門診概率	0.013(非薪資收入)
		0.044(薪資收入)
	門診次數	−0.005(非薪資收入)
		0.018(薪資收入)
Goldman 和 Grossman(1978)	小兒科門診次數	1.32(非薪資收入)
Colle 和 Grossman(1978)	小兒科門診次數	0.38
Coffey(1983)	使用門診概率	0.07
3.住院服務		
Newhouse 和 Phelps(1976)	住院次數	0.02~0.04

資料來源：Getzen, T. E. Health care is an individual necessity and a national luxury, applying multilevel decision model to the analysis of health care expenditures [J]. Journal of Health Economics, 2000, 19（2）：259-270.

儘管實證研究對醫療服務需求（支出）收入彈性的估計值有很大的差異，但在研究上有兩種大家比較認同的發現：①消費者若有醫療保險，則醫療服務需求較不容易受到收入變動的影響。因此，醫療服務需求收入彈性的估計值，在就醫完全免費的保險制度下，通常接近0。以Rand HIE的研究結果為例，在5種不同的保險方案中，消費者使用醫療服務的概率，都隨收入的增加而增加，但其中有部分負擔的四種保險方案，其增加的幅度，都較就醫完全免費的保險方案大。這是因為在就醫完全免費的保險制度下，消費者使用醫療服務比較不受收入的影響。因此，收入的高低自然不是消費者決定是否就醫的考慮因素。但是在有部分負擔的條件下，收入相對之下便顯得重要些。因此，低收入者利用醫療服務的概率就明顯比高收入者低。②利用個人資料所求得的收入彈性，都較以加總資料進行估計所求得的收入彈性小。

造成上述差異的原因，主要有以下5個：①在許多國家都有醫療保險制度或政府對醫療服務的直接補貼（Direct Subsidy）。②利用個人資料研究醫療費用支出，會受到收入分配效果的影響。換言之，不同收入階層的消費者花費在醫療服務上的平均支出通常不同，但是這種分配效果在以加總資料進行研究時則不存在。③利用個人資料分析時，有許多消費者在某一特定期間都沒有利用任何醫療服務，或是很少利用。因此，這些消費者的醫療費用支出自然不易受到收入變動的影響。④加總醫療費用支出資料所獲得的收入彈性，並不一定代表個人的最佳行為。⑤醫療費用支出都同時反應數量、價格與質量變動的雙重

影響，其中一項的增加常為另一項的變動減少所抵消。在這一情況下，國家整體醫療費用支出會比個人醫療費用支出對收入變動有較大的反應。

5. 信息的獲取

雖然 Arrow 博士（1963）早已指出信息在醫療服務市場上的重要性，但由於實際研究的難度，實證研究大都忽略了信息對醫療服務需求的影響。Kenkel 博士（1990）首次以直接的研究方式（根據消費者回答有關疾病症狀的問題），研究消費者的健康信息對醫療服務需求的影響。在問卷調查中，受訪者被問及是否同意有關糖尿病、心臟病、癌症與肺結核等疾病症狀的敘述（共10題）。記分方式為答對得一分，答錯則扣一分，答不知道者為零分，然后將得分加總來評價消費者所擁有的健康信息程度。Kenkel 博士認為消費者會以其所經歷過的疾病症狀及其所擁有的健康信息來研究就醫所能獲得的效益（即就醫的邊際生產力）。如果消費者認為就醫所獲得的邊際效益大於就醫的邊際成本，則消費者會選擇就醫。而一般都認為較缺乏健康信息的消費者，常會低估醫療服務的邊際生產力。因此，可以觀察到當消費者擁有越多的健康信息時，其就醫概率越大。而當消費者決定就醫時，Kenkel 認為信息越多的消費者，醫療服務利用量越低。同時許多研究也認為因為消費者的信息不完全，致使醫師有誘導需求的機會。因此，消費者的信息越多，醫師誘導需求的能力就越低，而消費者的就醫利用量會更少。Kenkel 的實證研究結果顯示，研究健康信息的變量在就醫概率的迴歸方程式中，系數為正；而健康信息越多的消費者，其就醫概率越高，但醫師誘導需求的論點則沒有獲得實證資料的支持。

Phelps 博士則在消費者的健康生產函數中同時考慮預防性與治療性醫療服務，Phelps 將預防性醫療服務定義為能改變疾病發生概率與健康結果（Health Outcome）的服務。在 Phelps 架構下，消費者使用的預防性醫療服務所能獲得的邊際效益主要有兩個方面：①預防性醫療服務能增加健康資本存量，進而使消費者的滿足程度（效用）提高；②預防性醫療服務的使用也可降低疾病發生概率，使消費者在健康狀態下的概率增加，進而增加消費者的效用水平。

Dropper 博士（1977）與 Phelps 博士（1978）所提出的醫療服務需求模型，可進一步應用在信息不完全的情況下。Kenkel（1990）指出，在消費者信息不完全的情況下，消費者會比較所認知的邊際效益與邊際成本，進行健康投資的決策。而消費者所認知的邊際效益，則取決於消費者對預防性醫療服務邊際生產力的認知。如果消費者相信預防性醫療服務的邊際生產力高於預防性醫療服務的邊際成本，則消費者就會購買預防性醫療服務，而健康信息則在消費者認知的形成過程中，扮演了非常重要的角色。在大多數情況下，缺乏健康信

息的消費者，會低估醫療服務的邊際生產力。因此，可推出結論：擁有較多健康信息的消費者，比較會利用預防性醫療服務。

6. 小結

利用所有的文獻資料，在系統總結國際醫療服務領域研究居民健康與醫療服務需求情況及實證研究的基礎上，對醫療服務、生活方式、教育和社會經濟狀況等因素對居民健康的影響，醫療服務價格、醫療保險、時間成本、家庭收入、信息等其他因素對居民醫療服務需求及利用的影響進行了回顧與歸納，並系統闡述了一些有意義的重要研究成果與基本觀點。

1.3 理論基礎

1.3.1 新型城鎮化理論

新型城鎮化是以科學發展觀為指導思想，協調大中小城市、小城鎮和新型農村社區之間互促互進發展的城鎮化，是以統籌城鄉一體化、節約集約、產城互動、生態宜居、和諧發展為基本特徵，不以犧牲農業和生態環境為代價，注重民生，以實現城鄉基礎設施一體化和公共服務均等化來推動經濟社會的發展，實現共同富裕的目標。與傳統城鎮化偏重數量規模增加的做法相比較，新型城鎮化更注重質量內涵的全面提升。過去，我們習慣於粗放式的發展方式，一味追求 GDP 的快速增長，忽視了對環境資源的利用和保護，而且更多依靠中心城市帶動發展；現在，我們更加注重走環境友好、資源節約的可持續發展道路，更加注重以科學的方式協調城市群、大中小城市和小城鎮之間的配合發展，實現富強、民主的中國夢。

「健康保障」有狹義和廣義之分。狹義的健康保障主要是指醫療保險制度，即如何為醫療服務籌措和分配資金。這裡採用廣義健康保障的概念，它有兩層含義：首先，這一制度的目標是維護和提高健康水平，其內涵包括疾病預防、健康促進等，而不僅僅是醫療。其次，這一制度不僅僅是資金的籌集和分配製度，還包括服務的組織和提供。籌資和組織是健康服務得以提供以及最終的健康目標得以實現的不可分割的兩個方面，因此，這裡對老年健康保障體系的討論將圍繞籌資體系和組織體系兩方面展開，關注家庭（個人）、政府、社會等不同主體在其中的作用。

（一）老年健康保障籌資體系

在城鄉原有醫療保險制度結束後，新的制度（城鎮職工和居民基本醫療

保險、新型農村合作醫療）還沒有完全建立起來。尤其是城鎮職工基本醫療保險，針對的主要是有收入的勞動者和退休人群，很多沒有參加過正式工作的老人被排除在外。城鎮居民醫療保險剛剛起步，職工基本醫療保險之外的城鎮老年居民是這一制度的主要覆蓋人群之一。在籌資方面，一般採取居民繳納保費建立統籌基金的方式，政府給予不同程度的補貼，在保障內容上一般以大病保障為主。一些地區還採取了根據老年居民和其他人群的不同風險和需求分別建立幾套制度的方式。就已經實施的情況來看，這一制度由於實施時間很短，尚難以見到切實的效果。但其基本的設計原則是在政府支持下，為老年居民建立起一個針對大病的基本保障制度。下面以2005年全國1%人口抽樣調查數據為例。

　　在城市老年人中，不能享受任何醫療保障的比例為25.9%。農村老年人不能享受任何醫療保障的占55.3%。2006年城市老年人醫療費支出（已扣除非本人承擔醫藥費）在消費結構中占8.8%，農村老年人占10.7%；農村老年人中，非常擔心生病時沒錢醫治的比例從17%上升到了20%。在保障範圍方面，目前的社會醫療保險不能滿足老年人口的特殊醫療和護理需要。隨著家庭規模的小型化，老年人喪失日常生活能力之後的護理需求在迅速增長，但這一需求還缺乏經濟保障。另外值得引起重視的是，面臨人口老齡化的壓力，在退休職工不斷增加的情況下，未來現行社會醫療保險統籌基金可能出現透支。2001—2005年中國參加醫療保險者人數持續增長，5年的年均增長率為16.12%，其中參保退休人員數5年來年均增長率為21.44%，高於參保總人數5年年均增長率5.32個百分點。這表明，越來越多的老年人加入了醫療保險體系，未來老年人的醫療保險消費將成為醫療消費的主要部分。這無疑會給基本醫療保險帶來壓力，導致基本醫療保險發生財務危機的可能性大。

　　老年人的經濟支付能力也普遍低下。一般情況下，老年人口由於基本上離開了工作崗位，收入相應減少。2006年，城市老年人享受退休金的比例為78.0%，年平均收入為11,963元；農村老年人享受退休金的比例為4.8%，享有集體養老補貼的僅有0.4%，年平均收入僅為2,722元。通過五保供養、最低生活保障、困難救助方式保障基本生活的老年人比例很小，90%的老年人無法通過社會養老渠道獲得基本生活保障。因此，認為自己經濟沒有保障的農村老人高達45.3%。老年人的經濟能力有限，對於醫療費用，尤其是大額醫療費用只能依靠家子女、親屬，從而給家庭造成沉重負擔，或者只能陷入有病不能醫的境地。

　　（二）老年健康保障組織體系

　　在中國傳統的養老體系中，家庭是提供健康和生活照顧的一個重要組織。

但是，在社會現代化過程中，由於人口流動增加和家庭規模縮小，家庭的養老功能也在弱化。根據對 2005 年全國 1% 人口抽樣調查數據的初步分析，近年低生育水平和大規模人口流動遷移已經導致平均家庭規模進一步縮小。大規模地流動遷移，實際上起到了撕裂家庭的作用。

近 10 年來中國空巢家庭一直呈上升之勢。1993 年，中國空巢家庭占所有老人家庭的比例只有 16.7%，2003 年上升到 25.8%。到 2006 年，城市地區的純老戶（空巢戶）為 49.7%；農村地區的純老戶（空巢戶）為 38.3%。值得注意的是，單身獨居老人在老年人口中的比例，由 1999 年的 3.8% 上升到 2003 年的 11%。另外，許多成年人面臨工作、生活的巨大壓力，沒有時間陪伴和照顧老人。在社會價值觀變化過程中還有道德淪喪的問題，出現了虐待老人、拒絕贍養老人的現象。調查發現，由老年人的核心家人來滿足老年人在居住、生病照顧和情感慰藉等方面的需求是最令老年人滿意的。因此，在現代化過程中，如何恢復和保持家庭這一重要的老年健康支持系統的作用非常值得關注。

中國的健康服務體系基本上是以醫療為主的服務體系，衛生資源配置不合理，衛生資源過度集中於大中型公立醫院。由於基層衛生資源嚴重不足，疾病的診治大多匯集到二、三級醫院，加之醫院的趨利行為和藥品生產流通秩序混亂等，以致醫藥費用快速增長，這是造成看病難和看病貴的重要原因。這個服務體系尤其不能適應老年人的需要，因為老年人存在著慢性病發病率高、行動不便的問題，特別需要方便可及的服務。而且許多老年疾病是可以通過行為方式、飲食習慣的改變和適當的保健加以預防和延緩的，因此健康服務的模式應由單純的醫療向以健康管理為主的綜合防治模式轉變。

社區衛生服務是世界衛生組織向全世界推薦的應對老齡化社會最經濟適宜的醫療衛生服務模式，不僅能合理配置衛生資源，而且能有效控制醫藥費用增長和提高居民健康水平，尤其是在關注老年人生存質量、提高老年健康服務水平方面發揮著重要的作用，是解決老年衛生保健問題的重要手段。然而，目前基層醫療衛生資源仍然比較匱乏，城市社區居委會中，有 59% 缺乏全科醫生，56% 缺乏護理指導人員，49% 缺乏護理員，38% 缺乏照料人員，34% 缺乏志願者。因此中共十七大提出要「建立基本醫療衛生制度」和「加強農村三級衛生服務網路和城市社區衛生服務體系建設」。時至今日，各地政府已經加大了對社區等基層衛生服務機構的投入力度，用公共財政保證這些機構的運轉，以低廉的價格向群眾提供基本的醫療保健服務，包括針對老年人的預防、慢性病管理、健康教育、康復等服務。發展社區老年健康服務是用較低成本解決老年健康問題的一條重要出路，但目前在這方面的發展還遠遠不夠，未來服務的模

式、內容以及服務的連續性方面還需要進一步設計和完善。

在發達國家，社會性的老年健康照顧機構非常發達，包括各種各樣的老年護理院、老年之家等。機構照顧的特點是能夠提供系統的、高質量的服務。一個老年人口上億的國家，需要擁有發達的老年性社會照顧機構，但中國城鎮僅有11,000多個，農村只有25,000多個，數量太少，而且規模都很小，與未來中國人口老齡化趨勢極不相稱。而且這些機構只是為相對健康的老年人提供生活照顧服務，並不提供醫療和護理服務，也就是說，中國還缺乏真正的社會化老年健康照顧機構。許多地方排隊入住養老院的現象十分普遍，特別是經濟比較發達的地區。

(三) 老年健康保障體系設計

中國未來三十年老年健康保障體系建設的目標應該是為全體老年人提供基本的健康服務和經濟保障，盡最大可能延緩老年疾病的發生，並使得每一位老年人能夠病有所醫、病有所護。在籌資模式上，本著扶助弱勢群體和代際公平的原則，政府適度加大對老年醫療的補助，同時通過一定的制度安排強化個人投資於老年健康的責任；在組織模式上，應以政府舉辦的社區醫療機構為主體，提供預防保健和老年醫療服務，並充分發揮家庭、社會在健康照顧方面的作用，建立起在老年醫療健康方面政府、社會和家庭的合作夥伴關係。

1. 建設廣覆蓋、多層次的老年健康籌資體系

隨著經濟的發展，各級政府的財政能力不斷提高，有能力為老年人口的健康提供更多的保障。因此，現階段老年健康籌資體系的重點應是在政府的支持下，建立和完善基本老年社會醫療保險制度，使其能夠覆蓋大多數的老年人口。但是，在人口老齡化加速發展的情況下，單純依靠政府的投入是遠遠不夠的。而且，中國的國情是發展的差異性大，不同地區、不同行業、不同人群之間存在著較大的收入差距，不能用一套統一的模式來解決所有人的老年健康籌資問題。因此，在實現基本健康保障廣覆蓋的基礎上，針對不同人群的不同需求建立多層次的籌資體系是十分必要的。在強調政府投入的同時，還應該強化個人對於解決自身老年健康問題的責任，保證老年健康籌資的可持續性。

(1) 強化政府投入責任，為全體老年人建立基本的社會健康保險制度。老年人沒有工作，收入低，健康狀況差，抗風險能力低，是標準的弱勢群體。國家必須承擔起保障老年人基本健康權利的責任。即使是醫療保障體系最為市場化的美國，其政府還是承擔了對老人和窮人的健康保障責任，大大保障了這部分人群的健康權。中國作為一個發展中國家，不能追求像發達國家那樣的保障水平，但首先應為全體人群提供一個基本的保障。目前推行的覆蓋城鄉老年

人口的社會醫療保險制度包括城鎮職工基本醫療保險、城鎮居民基本醫療保險和新型農村合作醫療。這幾項制度保障的重點是住院和門診大病定位於為參保人患病提供基本的經濟保障。下一步的重點是不斷擴大帳戶覆蓋面，尤其是鼓勵和扶持老年人口參保。城鎮居民基本醫療保險和新農合的制度模式及政府補助標準可以因地制宜，鼓勵各地方政府在參保方面給予老年人口更多的支持。目前參加城鎮職工基本醫療保險的退休人員，大多是在計劃經濟的工資體制下沒有經濟累積的老年人，國家應在政策上給予傾斜，切實保障這部分人的利益，嚴格執行退休職工不繳納基本醫療保險費的政策，並且對於個人負擔醫療費的比例給予切實的照顧。

（2）改革社會醫療保險的支付制度，促進老年醫療保健資源的合理配置。基本社會醫療保險除了為參保者提供經濟保障外，還應作為參保者利益的代表，對醫療服務供方行為進行約束，促使其提高服務的效率和質量，降低服務費用。這一點對老年人口來說尤為重要，因為老年人往往病程長，急症治療後需要較長的康復時間，或者需要進行長期護理，從而產生較高的費用。現有的醫療保險支付體制下，醫療服務提供者沒有節省費用的動力，不僅提高了患者的經濟負擔，而且造成了醫療資源的浪費。社會醫療保險應該改變按服務項目付費的支付方法，轉變為按病種付費或按人頭付費等支付方式。這樣的支付方式將使醫院有動力將急症治療后的老年患者轉診到社區醫療機構的康復病床或家庭病床，從而降低醫療費用，提高醫療系統的效率。

（3）改造城鎮職工醫療保險的個人帳戶，使其成為強制性的老年醫療保健儲蓄。隨著人口老齡化程度的提高，城鎮職工醫療保險統籌基金面臨的壓力將越來越大，甚至可能出現赤字。為此必須未雨綢繆，提前做好制度安排。城鎮職工個人帳戶設計的初衷是控制醫療費用和累積醫療保險資金，但在實際運行中出現了種種問題，其約束和累積作用發揮得不理想，反而可能刺激醫療消費，而且增加了管理成本，降低了醫療保險分散風險的功能。要使個人帳戶發揮累積作用，並增加統籌基金的支付能力，建議對個人帳戶進行改革。適度降低醫療保險費計入個人帳戶的比例，提高統籌基金的比例。為應對人口老齡化的醫療費用壓力，實行職工退休后繼續向統籌基金繳納保險費的政策。個人帳戶在退休之前不得使用，而是作為一種強制儲蓄，在退休後可用於為統籌基金繳納保費。這樣既避免了目前個人帳戶的種種弊端，又提高了統籌基金應對人口老齡化的支付能力。從經濟學的角度，強制性的老年醫療保健個人累積的制度安排也是一種公共產品，政府必須在這方面有所作為。

（4）探索建立長期護理保險。長期護理保險是針對那些身體衰弱、生活

不能自理或不能完全自理的需要他人輔助全部或部分日常生活的被保險人（基本是老年人）提供經濟保障或護理服務的保險。目前隨著家庭規模的小型化，老年人喪失日常生活能力之後的護理需求也在迅速增長。發展長期護理保險將大大緩解和降低長期患病者家庭的經濟負擔和照料成本，提高老年人的生活質量。未來應逐步探索建立適合中國國情的長期護理保險模式。在目前的經濟水平下，建立像美國或日本那樣統一的社會性長期護理保險還不現實，可考慮從低水平起步，建立不同層次的長期護理保險計劃。允許各地根據其具體情況，在基本社會醫療保險中開設長期護理險種，在服務成本、管理成本、費率等方面進行試點。對中高收入的中老年人發展商業性長期護理保險項目，滿足他們更高層次的保險需求。

（5）建立健全老年醫療救助制度，發揮老年健康安全網作用。這一制度的救助對象是無固定收入、無任何依靠、無基本醫療保障的老人。其資金來源除了政府財政外，還應廣泛吸收社會捐款、慈善基金，從而提高救助水平。享受救助的對象，除了需要本人提出申請之外，還必須經過必要的收入情況調查。批准後可通過發放「醫療券」的形式，憑「醫療券」到指定的醫療機構或護理機構享受免費服務，保障其最低的醫療需求。

2. 建設多方參與、可負擔的老年健康服務體系

中國未來的老年健康服務體系應該是一個家庭、政府、社會共同參與的體系，公共部門和私營部門形成夥伴關係，提供方便可及、靈活多樣的服務。考慮到國家的財力和大多數老年人的經濟狀況，體系的建設應著眼於低成本、可負擔。

（1）大力發展社區衛生服務，形成老年醫療保健體系的基石和主體。目前，國家已經將發展基層衛生服務作為下一步衛生改革和發展的重點，在政府財政支持下，致力於為居民提供較低價格的基本醫療衛生服務。為適應這一發展趨勢，應將老年人作為社區衛生服務的重點人群，適合老人的特點和要求，開展健康教育、預防保健、康復和一般常見病、多發病的診療服務。未來加強社區衛生服務中的老年醫療保健功能的重點有三方面：首先，老年健康教育和健康管理。應通過各種形式宣傳預防老年病的知識，包括合理膳食、運動、疾病的早期發現和干預，培養老年人養成正確的健康觀念，提高老年人自我保護的意識和水平，更重要的是加強對高危人群和高危因素的重視程度，以求降低發病率或延緩疾病過程。其次，建立社區康復病床。隨著老年人慢性病發病率的上升，有限的醫院床位遠不能滿足患者的需要，並且許多慢性病單靠住院治療是遠遠不夠的。開展社區康復服務，在社區服務機構設立專門的康復病床，

由專職康復保健人員提供康復護理可使醫療資源得到更加合理的配置，方便老人及其家屬。為此，社區衛生服務中心與上級醫療機構應當建立雙向轉診聯繫，社區衛生服務加強預防工作，進行疾病篩選和及時轉診，並接受上級醫療機構轉診下來的康復護理。最后，建立家庭病床，提供上門服務。社區衛生人員定期對住在家庭病床的老年人進行隨訪，對其照顧者提供醫療和護理的技術指導。總之，在政府財政投入的支持下，社區衛生服務機構應該在老年醫療保健中發揮越來越重要的作用。

（2）恢復和重建家庭在老年健康照顧中的作用。受傳統觀念的影響，由家庭成員進行患病或生活不能自理后的照顧是老年人最希望的一種照顧方式。而且，相對於社會照顧來說，家庭照顧成本更低、更人性化。因此，未來還是應該提倡和支持家庭在老年健康照顧中發揮更多作用。針對就業人群的照料與工作的雙重壓力問題，需要國家在政策上對承擔贍養老人責任的工作年齡人口提供一定的支持，例如制定照料老人休假制度。另外，發展社會居家照顧支持性組織，推動居家養老服務機構的建設，加強相關人員的專業培訓、崗位教育等。對於居家服務，可以採取政府購買或社會保險支付的方式解決其資金問題，目前一些經濟較發達地區在居家養老中建立了政府購買服務制度，即財政資金購買服務，服務組織提供服務，居家老人（以低收入、優撫傷殘老人為主）享受服務的制度，其經驗值得研究和推廣。

（3）推動社會化的老年健康照顧機構建設。中國目前還缺乏社會化的老年健康照顧機構，患病或存在功能缺失的老年人或者住在醫院裡占用不必要的醫療資源，或者就是在家中由非專業人士看護。從功能上，未來的老年健康照顧機構應發展為提供專業健康照顧的機構。鼓勵規模較大的養老機構設門診部或衛生所，建在社區的養老公寓、老年之家，應與社區衛生服務機構建立合作關係，由社區衛生機構向其提供醫療衛生服務和技術支持。從性質上，可以有公立福利性、私立非營利性、私立營利性等各種性質，積極吸引社會資本進入，允許其提供不同層次、不同價格的服務，政府的作用是制定服務規程和標準，進一步規範化。在支付方面，可由「長期護理保險」來保障一部分費用。

1.3.2 健康資本與醫療服務需求理論

（一）健康資本與生產函數

1. 健康資本

我們每個人在出生時都通過遺傳因素獲得一筆初始的健康存量，這種與生俱來的存量隨著年齡增長而折舊，但也能隨著人們對健康的投資而增加。

Grossman（1972）首先提出了個人健康與醫療服務需求的理論模型。而 Phelps 博士則更加形象地進行了描述，人所擁有的健康可以視為一個蓄水池，出生時具有先天賦予的健康積蓄，這一健康積蓄的大小因人而異，日后生活中的每一活動都會影響這一健康積蓄的存量。健康就像任何一種經久耐用的財富一樣，其積蓄量會隨著時間的推移而逐漸消耗，這個過程就是老化。當健康存量降到足夠低的程度時，人就失去了活動能力而死亡（圖1.1）。人類行為在某種意義上都是一種慢性自殺，人們都是在犧牲自己的身體健康來換取其他方面的收益。

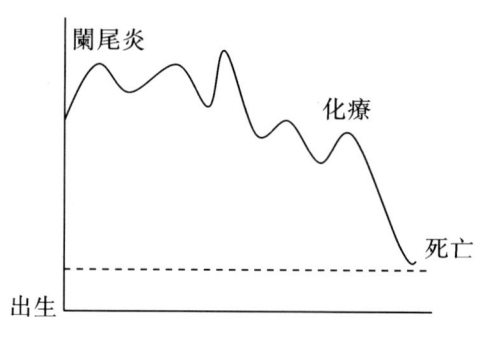

圖 1.1　健康資本與投資效用

資料來源：Phelps. Health Economics ［M］. New York：Addison-Wesley Educational Publishers Inc., 1997.

由 Grossman 模型可以知道，個人可以選擇生命的長度，而對健康資本（Health Capital）的毛投資即是通過「家庭生產函數」來進行。Grossman 利用投資理論的概念，將個人健康視為隨著年齡增長而折舊的資本存量，初始存量的質量部分是先天性，另一部分則是后天的。Grossman 的理論模型指出，至少在一定的年齡之后，年齡的增加意味著健康資本折舊率的提高，使消費者必須增加投資來補充健康資本存量的不足，因此，消費者對醫療服務的需求會隨著健康資本折舊率（年齡）的提高而增加。

正式將健康作為人力資本組成部分提出的是 Mushkin 博士。在 1962 年提交的「*Health as an Investment*」一文中，他將「教育與健康」並列為人力資本框架下的孿生概念，勞動者的人力資本存量主要由健康、知識、技能和工作經驗等要素構成。但是，只有健康存量或者說是健康資本（Health Capital），既可作為投資商品也可作為消費商品。作為消費商品，因為人們從患病中得到的是「無效用」（不滿意），所以健康將直接進入效用函數。作為投資商品，健康將決定市場活動或非市場活動可以利用的時間，並且影響生存期限。

Grossman 稱為健康的「人力資本價值」，反應了一種理念：像其他商業資本一樣，健康也對我們提高生產力有幫助，健康的價值是其內在價值與人力資本價值的總和，健康資本是人力資本的組成部分，也是人類生產力的具體體現。對人力資本的投資可以分為獲取成本和維護成本。一個人如果要維持或提高健康存量就必須投資生產健康的相關要素，如醫療服務利用。健康資本的服務流是由「健康時期的時間」或「不生病期間的時間」組成的，這些作為投入要素進入工作、消費和休閒活動中。醫療服務對減緩健康存量的降低有所貢獻，因為它使人在各種疾病或傷害之後得以恢復到原來的健康水平。因此，通過對健康的投資，如利用醫療服務與增加營養等可以增加健康存量，而某些不良生活方式與行為如吸菸酗酒等則可減少健康存量。

　　人們促進健康的需求主要取決於他們對健康相對於其他目的所賦予的價值，即健康的相對價值。健康的相對價值，一部分是由人們基於健康狀況的活動能力來決定，一部分則是由人們對醫療服務的科學與社會態度所決定。人們對其有關的事物與健康一樣都會判斷其價值。用於改善與促進健康的貨幣和時間資源是以放棄實現其他目標為代價的，學者常用效用方程來表示這種價值系統。投資效用函數可以表示不同形式的價值與偏好。健康可以認為是其他物品的互補品，良好的健康可以促進或提高人們享受其他活動與商品的能力。人們的價值與偏好也可能會直接受到某些與健康有關的行為的影響，如喜歡吸菸，儘管這一行為對健康有副作用。另外，效用函數也反應了目前消費和對未來投資之間的交換關係，如預防保健服務的利用主要取決於人們對未來健康價值的判斷。但是，健康效用函數與健康生產函數的性質隨著時間的推移會發生變化。

　　許多影響健康的因素與行為，其自身並沒有價值。如很少有人能從看醫生（就診）或免疫接種的活動中得到效用。他們之所以採取這些行為，是因為他們看重它對健康的影響。因此，人們對某種行為價值的判斷不僅取決於它所產出健康的數量，而且也取決於人們對健康增量的預測。因此，在這個意義上，對醫療服務的需求則來源於對健康的追求。

　　2. 健康生產函數

　　從部門經濟學的角度來看，Grossman 利用 Becker 所提出的人力資本概念，將健康視為能提高消費和滿足程度的資本存量。換言之，健康可視為一種耐久性產品（Durable Goods），就如同汽車或房子一般。健康資本（存量）所產生的服務流量是健康時間，有別於汽車所提供的運輸服務或房子所提供的遮風避雨或溫暖舒服的服務。在經濟學文獻中，將個人消費各種物品或服務后所獲得

的滿足程度稱為效用（Utility）。根據這一觀念，Grossman 的理論告訴我們，是健康帶給消費者效用，不是醫療服務本身。

因此，可將消費者的效用函數寫成：Utility $=(H，X)$。

式中，H 代表健康，X 代表其他各種商品所組成的複合消費品（Composite Commodity），其中 $U_x>0$，$U_h>0$，表示更多的健康或更多的消費品會帶給消費者更大的效用。

用經濟學術語來說，我們可以通過使用我們所稱的「醫療服務」來生產健康，或者至少在生病后恢復部分健康。把醫療服務轉變為健康的過程可以視為一個標準生產函數。健康狀況和投入要素之間的關係可以通過健康生產函數來表示。生產函數描述投入組合和產出之間的關係。健康可以通過使用不同的投入組合來獲得。

Grossman（1972）利用 Becker（1965）所提出的家庭生產函數的理念，說明了消費者可以通過生產健康來補充健康資本的消耗，而消費者生產健康的主要生產要素是醫療保健服務。在經濟學中，我們把這種過程定義為一個生產函數，也就是把投入（醫療保健服務）轉變成產出（健康）的關係式。一個普通的個人健康生產函數採取下列形式：

健康 $=H$(遺傳，醫療保健服務，生活方式，社會經濟狀況，環境……)

上式中，健康是指某一時點的健康水平；遺傳是指某一時點的個人健康的遺傳因素；醫療保健服務是指消耗的醫療保健服務數量；生活方式是代表一系列生活方式變量，如飲食和運動；社會經濟狀況反應社會和經濟因素，如教育與貧困的相互關係；環境是指環境變量，包括空氣和水的質量。

因此，一般都會假設：較多的生產投入會產生較多的產出；或者，與其他的經濟現象一樣，使用的生產投入（醫療）越多，生產投入在產出（健康）的增加效應會出現遞減的現象。醫療服務與健康產出的關係有正相關和負相關之分。「正相關」指治病救人，直接維護與增進健康，健康產出取決於眾多的因素；「負相關」指醫療服務本身的副作用，如診斷失誤或治療失誤、過度醫療、誘導需求、資源浪費等。不過當消費者將健康視為一種可供消費的消費品時，消費者通常便不具備能正確選擇醫療資源的能力，產生這種情況的主要因素為：①在面對臨床醫學時個人無法正確判斷自己的病情嚴重程度及患病的種類；②在面對臨床醫學時個人無法得知該利用何種醫療資源及利用多少醫療資源。

醫療服務投資的直接結果，是改善人們的健康狀況，提高平均壽命；而健康狀況的改善和平均壽命的延長，不僅可以提高生命的價值，使人們從較長的

壽命中得到實質性的滿足，而且可以明顯地提高人力資本的價值。這可以從三個方面去理解：①人口健康狀況的改善意味著「生病」時間的減少和生命的延長，從而能供給更多的工時，相對地增加了社會勞動供給數量。②健康的身體和旺盛的精力也使勞動者的生產能力提高、單位時間的產出增長，也就是勞動質量會大大提高。③壽命的延長和更加充沛的體力、精力，再加上增加收入的可能性，促使勞動者更多地進行教育、培訓、流動等其他形式的人力資本投資，因為壽命的延長使這些方式的投資可以在更長的時間內獲得不斷增長的未來收益。由健康生產函數的關係也可以知道，影響健康的投入要素，除了醫療服務以外，尚有許多其他要素，如生活方式、環境與教育等。

家庭健康生產函數是根據個人、社會、文化和政策等因素對健康所產生的影響，以及個人對健康追求所產生的醫療服務需求來建立的經濟學模型。其主要特點是：①健康價值的排序或健康與其他物品不同組合的效用；②把醫療服務需求轉變為健康的生產函數；③決定醫療服務需求的社會經濟因素，包括收入、貨幣成本、時間成本、獲取信息的成本；④效用最大化原則——人們的任何行為都是以得到最高價值的效用為前提，而最大效用是在預算線、可利用的時間、收入和價格等條件限制下實現的（圖 1.2）。

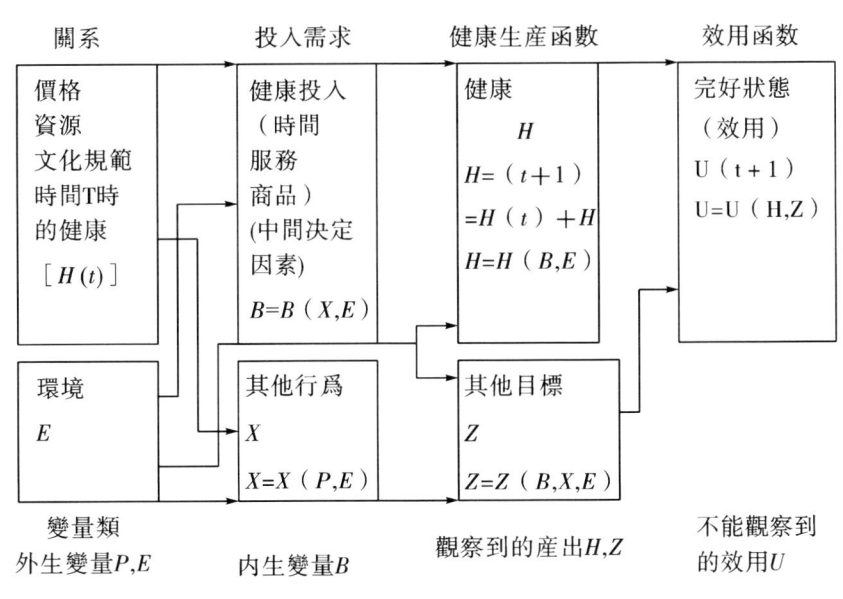

圖 1.2　健康生產函數模型的基本結構

資料來源：Zweifel, P. & F. Breyer. Health Economics [M]. Oxford, U.K.: Oxford University Press, 1997.

（二）健康與醫療服務需求模型——Grossman 模型

早在 20 世紀 60 年代初，許多經濟學家就指出，健康可被視為一種人力資本。但直到 Grrossman 在 1972 年發表題為「On the concept of health capital and demand for health」的經典之作后，健康需求模型才被正式提出。Grrossman 在文章中強調了健康資本與其他人力資本的差異：一般人力資本會影響市場或非市場活動的生產力，健康資本則會影響可用於賺取收入或生產消費品的總時間。換言之，其他人力資本投資（如學校教育或在職訓練）的回報是增加工資，而健康資本投資的回報是延長生命時間或增加健康的時間。

在 Grossman 的研究方法中，也採用了 Becker 所提出的家庭生產函數概念，但是，與 Becker 模型不同的是，Grossman 考慮到了消費者一生的效用，因此消費者在某一時點（如 t 期）所做的選擇，不僅會影響到現期的效用，還會影響到未來各期（ $t+1$, $t+2$, …）的效用。在這種多期的模型架構下，就有必要區分流量（Flow）與存量（Stock）的概念。流量是指在單一期間內所進行的經濟活動（如投資或消費）的結果，而存量則是指過去各期所累積的成果。如消費者每年在勞動市場所賺取的薪資收入，是一種流量的概念；而將過去薪水存起來所累積的財富，則是一種存量的概念。

Grossman 模型的特色是個人可以選擇生命的期限（長度），而對健康資本的投資通過家庭生產函數來進行。消費者生產健康資本（投資）所使用的生產要素包括時間和從市場購買的物品，如醫療服務與食品等。此外，上述健康生產函數也受到特定環境變量（Environment Variables）的影響，其中最重要的因素就是消費者的教育程度，這些變量可視為一種無形的生產技術，會影響健康生產過程的效率。

Grossman（1972）把健康作為醫療服務、收入、教育、年齡、性別、種族、婚姻狀況、環境污染，以及個人行為如吸菸、飲食與運動的函數進行了研究。根據 Grossman 的分析，消費者需要健康的理由體現在兩個方面：①消費上的利益，也就是健康是一種消費品（Consumption Commodity），它直接進入消費者的效用函數，讓消費者得到滿足，或者反過來說，生病會產生負效用（Disutility）；②投資上的利益，也就是健康可視為一種投資品（Investment Commodity），它可以決定消費者從事各種市場與非市場活動的可用時間。Grossman 模型的基本架構是消費者一生的效用函數（Utility Function）。該函數表示如下：

$$U = U(\varphi_0 H_0, \cdots, \varphi_n H_n, Z_0, \cdots, Z_n) \qquad (1.1)$$

式中，H_0 表示消費者出生時的健康存量，H_i 為第 i 期的健康存量，φ_i 為每

個單位健康存量所產生的健康天數（number of healthy days），$h_i = \varphi_i H_i$ 則表示消費者在第 i 期可消費的健康總天數，Z_i 表示第 i 期所消費的其他消費品，n 則代表生命的年數。

在 Grossman 的模型中，在 $H_i = H_{\min}$ 時，死亡將來臨。因此，n 是一個消費者可以選擇的變量（經濟學上稱為內生變量），其大小取決於消費者在有限制的條件下追求最大效用時所決定的 H_i。式（1.1）表示進入消費者效用函數的變量有兩個：一個是各期的健康天數；另一個則是各期所消費的其他消費品。根據定義，健康資本存量的淨投資等於毛投資減掉折舊：

$$H_{i+1} - H_i = I_i - \delta_i H_i \tag{1.2}$$

式中 I_i 代表第 i 期的毛投資（是一種流量的概念），δ_i 則代表在第 i 期健康資本的折舊率。

Grossman 假設折舊率是外在因素決定的（不是消費者個人可以選擇的），但可能會隨著消費者的年齡而變動。將式（1.2）重新移項整理，可得：

$$H_{i+1} = I_i + (1 - \delta_i) H_i \tag{1.3}$$

式（1.3）表示，消費者在第 $i+1$ 期的健康存量，等於第 i 期的健康投資（流量），加上第 i 期健康存量折舊後的餘額。至於消費者生產（投資）健康與其他消費品的方式，則以下列家庭生產函數表示：

$$I_i = I_i(M_i, Th_i, E_i) \tag{1.4}$$

$$Z_i = Z_i(X_i, T_i, E_i) \tag{1.5}$$

式中，M_i 代表消費者從市場購買的醫療服務，就是用於生產健康所需的投入要素，X_i 是消費者用於生產 Z 消費品所需的投入要素，Th_i 為消費者從事健康投資所花費的時間，T_i 為生產 Z 消費品所需投入的時間要素，E_i 則為人力資本存量（可視為教育程度）。

式（1.4）表示，消費者從市場購買醫療服務，加上自己的時間來投資健康，而人力資本存量（如教育程度）的改變則會影響消費者投資健康的效率。式（1.5）的經濟意義則和式（1.4）類似。

由於消費者投資健康所使用的要素有兩種：一種是從市場購買的物品，另一種則是自己的時間。這兩項要素都是有限的資源。因此，消費者在作投資決策時，面臨著兩種限制：一是傳統消費者理論的收入限制；二是時間限制。上述兩個限制方程式表示如下：

$$\sum [(P_i M_i + V_i X_i)/(1+r)^i] = \sum [W_i Tw_i/(1+r)^i] + A_0 \tag{1.6}$$

$$Tw_i + TI_i + Th_i + T_i = \Omega \tag{1.7}$$

式中 P_i 與 V_i 分別表示 M_i 與 X_i 的市場價格，r 為利率，W_i 是消費者在第 i 期

工作時的工資率（外部因素決定），Tw_i 是消費者在第 i 期用於工作的時間，A_0 則代表折現后的非薪資收入，TI_i 為消費者因為生病以致無法從事市場或非市場活動的時間損失（以下簡稱生病的時間），Ω 則為消費者每期的天數（如一期等於一年，則 Ω 等於 365 天）。

式（1.6）表示，消費者各期用於購買 M_i 與 X_i 兩種市場要素的總支出的折現值，必須等於其薪資所得折現值加上非薪資收入。而式（1.7）表示，消費者在第 I 期用於工作（Tw_i）、健康投資（Th_i）與生產 Z 消費品（T_i）三項活動的時間，加上生病的時間（TI_i），必須等於第 I 期的總時間。Grossman 假設 $\partial TI_i / \partial H_i < 0$，也就是健康資本存量越大，消費者生病的時間（Sick Time）就越少。如前所述，$h_i = \varphi_i H_i$，代表消費者的總健康時間，因此，可以得出以下方程式：

$$TI_i = \Omega - h_i \tag{1.8}$$

Grossman 在此特別強調，生病時間（TI_i）與投資健康所投入的時間（Th_i）是不同的。換言之，消費者花在看醫師或做身體檢查的時間並不是生病時間。根據上述架構，Th_i 增加，將使 I_i 增加，此將使 H_{i+1} 增加，再進一步降低 TI_{i+1}。因此，Th_i 與 TI_{i+1} 之間具有負相關關係。

由式（1.7）移項可得 $Tw_i = \Omega - TI_i - Th_i - T_i$，將 Tw_i 代入式（1.6），並移項，可得下列關係：

$$\sum [(C_i + C_{hi} + W_i TI_i)/(1+r)^i] = \sum [W_i \Omega/(1+r)^i] + A_0 = R \tag{1.9}$$

式中 $C_i = P_i M_i + W_i Th_i$，表示用於投資健康的總成本，其中 $P_i M_i$ 為購買醫療服務的貨幣成本，而 $W_i Th_i$ 為時間成本。同理，$C_{hi} = V_i X_i + W_i T_i$，表示消費者生產 Z 消費品的總成本，其中 $V_i X_i$ 為購買市場要素的貨幣成本，$W_i T_i$ 為時間成本。

如前所述，Becker 將 $W_i \Omega$ 稱為總收入（Full Income），也就是消費者將所有時間都用於工作上所能獲取的最大薪資收入，這代表一種時間的機會成本。上述各期全部收入的折現值加上非薪資收入，就是消費者的全部財富（Full Wealth），而這些財富的一部分將用在市場上購買各種物品，一部分用在非市場的生產時間（投資健康與生產 Z），另外也有一部分則因生病而損失。

根據上述構架，消費者就是在式（1.2）、式（1.4）、式（1.5）與式（1.9）四個限制條件下，追求式（1.1）效用的最大。在這一原則下，消費者可以決定第 i 期最佳的健康資本存量（H_i）與最佳的 Z 消費品水平（Z_i）。由於消費者的原始健康資本存量（H_0）與健康資本的折舊（δ）是外生變量所決定的，所以由式（1.2）的關係可知，消費者最佳健康資本存量將由最佳的毛

投資額（I_i）來決定。換言之，消費者根據所選擇的最佳健康投資水平，就可以決定最佳的健康資本存量。因此，可以根據消費者的投資決策，說明影響消費者決定其健康需求的因素。

Grossman 模型的均衡條件為健康需求的決策。由上述架構，我們得知消費者會選擇一最佳的毛投資水準（I_i），使其個人一生的效用最大。這一最佳投資決策的均衡條件如下：

$$\gamma_i + a_i = \gamma - \pi_{i-1}^* + \delta_i \tag{1.10}$$

式中 $\gamma_i = W_i G_i / \pi_{i-1}$，$G_i = \partial h_i / \partial H_i$，$G_i$ 表示健康資本存量生產健康時間或健康天數的邊際生產力，$\pi_{i-1} = dC_{i-1}/dI_{i-1}$，表示第 $i-1$ 期毛投資的邊際成本。

因此，γ_i 的經濟意義可以說明如下：

γ = ［健康時間的貨幣價值（W_i）×新增每一單位健康資本所能增加的健康時間（G_i）］／投資健康的邊際成本（π_i）

= 健康投資的邊際（貨幣）回報率

= 健康資本的邊際效率(Marginal Efficiency of Health Capital，簡稱 MEHC)

a_i 則表示消費者的精神回報率（Psychic Rate of Return），其內容如下：

$$a_i = \frac{(Uh_i/\lambda)(1+r)^i G_i}{\pi_{i-1}} = \frac{Uh_i G_i (1+r)^i}{\lambda \pi_{i-1}} \tag{1.11}$$

式中，$Uh_i = \partial U/\partial h_i$，也就是健康時間的邊際效用，$\lambda$ = 財富的邊際效用（Marginal Utility of Wealth），Uh/λ 表示增加一單位健康時間所增加效用的等值貨幣（Monetary Equivalent）。因此 a_i 也可解釋為新增加每一單位健康資本所能增加的健康時間乘上新增健康時間的邊際效用，除以投資健康的邊際成本乘上財富的邊際效用。

式（1.11）最右邊的分子表示健康投資在效用層面上所獲得的回報，而分母則表示健康投資在效用面上所付出的成本，兩者相除代表一種在效用層面上所獲得的投資回報率，Grossman 將其稱為精神回報率。

從上述說明可知，式（1.10）左邊代表消費者投資健康所獲得的邊際回報率，而這一邊際回報率包含兩個方面：①貨幣回報率（γ_i）；②精神回報率（a_i）。如前所述，消費者需要健康的理由有兩種：一是消費上的利益，二是投資上的利益。因此，上述兩種回報率正反應消費者從事健康資本投資在消費層面上所獲得的效益（Consumption Benefit）與在投資面上所獲得的效益（Investment Benefit）。換言之，消費者在第 $i-1$ 期從事健康投資（I_{i-1}），使第 i 期的健康資本（H_i）增加后，將進而增加消費者在第 i 期的健康時間（h_i），而這一新增健康時間的貨幣價值（以消費者的工資率來衡量），即是消費者投資健康

的貨幣回報（投資面的效益）。另一方面，健康時間的增加也會增加消費者的效用，而 Grossman 將這種效用的增加稱為消費者投資健康所獲得的精神回報（消費層面的效益）。

至於（1.10）式右邊則代表消費者從事健康投資的資本使用成本（User Cost of Capital），而這一成本包含三項內容：①利率（r）；②投資邊際成本的變動率（π_{i-1}^*）；③折舊率（δ）。第一項代表資本的機會成本(投資所放棄的利息)；第二項 $\pi_{i-1}^* = (\pi_i - \pi_{i-1})/\pi_{i-1}$，表示第 $i-1$ 期與第 i 期毛投資邊際成本變動的百分比，這一項主要反應投資成本變動所產生的資本利得（$\pi_{i-1}^* > 0$）或資本損失（$\pi_{i-1}^* < 0$）。因此，式（10）的右邊告訴我們，消費者投資健康（持有健康資本）的資本使用成本等於資本的機會成本（利率）加上折舊，再減去資本利得（或加上資本損失）。

綜合以上分析可知，式（1.10）的經濟意義為消費者在第 i 期的最佳毛投資水準，必須滿足投資的邊際回報率等於健康資本的使用成本的條件。根據這一均衡條件，就可以決定消費者的最佳毛投資，繼而決定消費者的健康需求。

為了簡化分析，Grossman 首先忽略健康資本具有消費品的特性，只考慮健康資本的投資品特性，也就是只考慮健康資本的投資面效益。Grossman 將這一簡化后的模型稱為純投資模型，在這一模型中，健康時間的邊際效用為 0（假設 $Uh_i = 0$）。后來，為簡化分析，人們也省略投資成本變動的影響，假設 $\pi_{i-1}^* = 0$。在簡化條件下，式(1.10)的關係可簡化為：

$$\frac{W_i G_i}{\pi_{i-1}} = \gamma_i = r + \delta_i \tag{1.12}$$

在式（1.12）的條件下，可以用圖 1.3 和圖 1.4 來說明消費者最佳健康資本的決策。

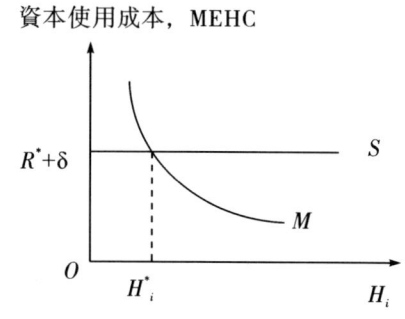

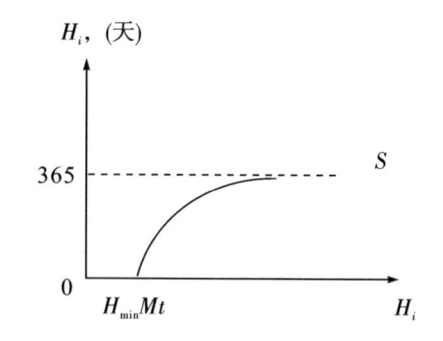

圖 1.3　消費者最佳健康資本決定　　圖 1.4　健康資本存量與健康時間流量關係

圖 1.3 中，MEHC 代表消費者對健康資本的需求曲線，這一曲線表示健康資本存量 (H_i) 與投資回報率或資本邊際效率 (γ_i) 之間的關係，MEHC 曲線的斜率可以表示如下：

$$\frac{d\gamma_i}{dH_i} = \frac{d\left(\frac{W_i G_i}{\pi_{i-1}}\right)}{dH_i} = \frac{W_i}{\pi_{i-1}} \frac{dG_i}{dH_i} < 0, \text{ 如果} \frac{dG_i}{dH_i} < 0$$

由上述公式推導得知，W_i 與 π_i 都不受 H_i 的影響，因此 MEHC 曲線的斜率取決於 dG_i/dH_i 的符號。如前所述，$G_i = \partial h_i/\partial H_i$，而 H(健康資本－存量) 與 h(健康時間－流量) 具有圖 1.3 的關係。Grossman 稱圖 1.3 曲線所表示的關係為健康日的生產函數（Production Function of Healthy Day），這一生產函數描述健康資本存量（投入）與健康時間（產出）的關係。在這一關係下，圖 1.3 的曲線斜率即代表健康資本的邊際生產力，也就是 G_i。由於健康天數有一定的上限 (一年最多 365 天)，因此，圖 1.3 曲線隱含健康資本的邊際生產力是遞減的，也就是 $dG_i/dH_i < 0$。根據這一關係，可以推論出 MEHC 曲線的斜率是負的。

至於圖 1.4 的 S 線則是表示健康資本的供給曲線，這一曲線表示健康資本存量 (H_i) 與資本成本 ($r + \delta_i$) 之間的關係。由於資本成本不受健康資本存量大小的影響，因此 S 線是一條水平線。根據圖 1.3 的供給曲線與需求曲線的交叉點，就可決定消費者的最佳健康資本存量 H_i^*。在 H_i^*，$\gamma_i = \gamma + \delta_i$，滿足式 (1.12) 的均衡條件，也就是 (健康) 投資的邊際回報率等於 (健康) 資本的成本。

如前所述，消費者的最佳健康資本存量由最佳毛投資額來決定。因此，根據圖 1.4 的關係，消費者決定健康需求後，由式 (1.4) 的關係，消費者就可進一步決定醫療服務需求。由於投資健康的生產要素除了醫療服務外，還有消費者的時間要素（Time Input）。因此，醫療服務需求由以下投資成本極小化的條件來決定：

$$\frac{P_{i-1}}{MP_{mi}} = \frac{W_{i-1}}{MP_{ti}} \tag{1.13}$$

式中 $MP_{mi} = \partial I_i/\partial M_i$，表示醫療服務生產（投資）健康資本的邊際生產力，$MP_{ti} = \partial I_i/\partial Th_i$，表示時間要素的邊際生產力，$P_{ti}$ 為醫療服務在第 $i-1$ 期的價格，w_{i-1} 則為時間要素第 $i-1$ 期的價格 (工資率)。

式 (1.13) 的關係表示多花一元購買醫療服務所增加的毛投資，必須等於多花一元在時間要素所增加的毛投資。

1.4 數據說明

數據來源於北京大學國家發展研究院中國經濟研究中心主持的「中國健康與養老追蹤調查（China Health and Retirement Longitudinal Survey，簡稱 CHARLS）」數據庫。該數據庫旨在收集一套代表中國 45 歲及以上中老年人家庭和個人的高質量微觀數據，用以分析中國人口老齡化問題，推動老齡化問題的跨學科研究。CHARLS 全國基線調查於 2011 年開展，覆蓋 150 個縣級單位 450 個村級單位約 1 萬戶家庭中的 1.7 萬人。本書使用的數據分別來自 2011 年的全國基線調查數據和 2008 年浙江、甘肅兩省的預調查抽樣數據。

CHARLS 預調查抽樣程序如下：縣級單位的選取是按區域以及城鄉分層，然後依照 PPS（Probability Proportional to Size）方法隨機選取的。在每個縣級單位中，CHARLS 再依照 PPS 方法隨機抽取 3 個村級單位（或是一個城鎮社區），在每一個村或社區中，再從地圖上隨機抽取 25~36 處住所，然後決定每個住所中家庭戶的樣本個數。CHARLS 隨機選取其中一個符合年齡條件的家庭，然後確定該家庭中符合年齡條件的家庭成員個數並隨機抽取一人作為主要受訪者。基於這樣的隨機抽樣過程，每個村或社區會產生 25~36 個樣本家庭，每戶家庭產生的受訪者有 1 名（單身、離婚或喪偶）或 2 名（主要受訪者及其配偶）。

CHARLS 抽樣以保證樣本的無偏和代表性為宗旨，通過四個階段，分別在縣（區）—村（居）—家戶—個人層面上進行抽樣。具體而言，在縣（區）、村（居）兩級抽樣中，CHARLS 均採用按人口規模成比例的概率抽樣，簡稱 PPS 抽樣。在縣級抽樣階段，按照 PPS 方法，以每個區縣 2009 年人口數量為基礎，使用地區、城鄉和 GDP 為分層指標，直接從全國 30 個省級行政單位（不包括西藏自治區、臺灣省以及香港和澳門特別行政區）範圍內隨機抽取 150 個區縣；在村級抽樣階段，按照 PPS 方法，以每個村或社區 2009 年常住人口為基礎，從上述 150 個區縣中各隨機抽取 3 個村或社區，最后得到 450 個村/社區。以上抽樣過程均在 STATA 軟件環境中進行，不允許換樣本。為了避免人口信息的偏差，抽樣時我們對 450 個村級單位的 2009 年常住人口數據與 2007 年數據進行了比對。對於兩年人口數據差別超過一定限度的村或社區，向統計局進行核實。同時，對於抽中的村或社區，通過中國疾控中心發文到全國進行核實，進一步保證了抽樣的質量。

在村或社區抽樣完成后，為得到準確的家戶樣本抽樣框，中國健康與養老追蹤調查項目設計並開發了專用的繪圖軟件（簡稱 CHARLS-GIS）以進行實地繪圖並收集住戶信息。該軟件利用清晰的 Google Earth 影像圖或者其他途徑的圖片作為底圖。在實地工作中，繪圖員首先攜帶 GPS 在村的邊界外走一圈來確定樣本村/居委會的邊界；其次，根據實地情況依次在底圖上勾畫建築物，導入建築物 GPS 位置並拍照；最後，填寫建築物內住戶信息列表。在繪圖和列表工作完成後，CHARLS 北京總部與每個村或居委會的聯絡人聯繫，並對以下三方面進行審核：①邊界是否準確；②所有建築物是否都包括在內；③住戶列表是否準確（通過隨機抽取住戶核對他們的地址進行）。

通過審核後，從每個樣本村/居委會的所有住戶信息列表中隨機抽取 80 戶樣本住戶，並對這 80 戶進行入戶詢問，核實家裡最長成員的年齡、戶主的姓名、聯繫方式、住戶狀態（是否空戶、無法聯繫）。之後，根據 2008 年 CHARLS 甘肅和浙江試調查的拒訪率，按照每個村或居委會 24 戶有效住戶估算需要抽中的樣本戶數量並在 80 戶內進行相應數量的樣本抽取。最終在 450 個村、居委會抽取的樣本戶為 23,590 戶。抽樣完成後，抽中的住戶會在地圖上自動顯示，繪圖員會重新訪問這些戶，對住戶門口拍照，取 GPS 位置，送《致居民的一封信》。

在個人層面，利用過濾問卷進行調查，在每個樣本戶中隨機選擇一位年齡大於 45 歲的家庭成員作為主要受訪者，對他（她）及其配偶進行訪問。最終調查有效樣本 17,587 人。具體情況如下：

（一）老年人口的健康狀況

1. 老年人口總體健康狀況較好，絕大多數老年人處於健康狀態

2010 年人口普查結果表明，中國老年人口中有 43.82% 的人自評身體健康，39.33% 的老年人自評基本健康，兩類合計占老年人總體的 83.15%（見表 1.5）。這一結果說明老年並不等於不健康，中國絕大多數老年人在日常生活上都不需要依賴別人，年老並不一定意味著成為社會和家庭的醫療負擔和照料負擔。

表 1.5　　　　　　　2010 年中國老年人口健康狀況（%）

健康狀況	占比	男	女
健康	43.82	48.22	39.64
基本健康	39.33	36.90	41.64
不健康，但生活能自理	13.90	12.37	15.36

表1.5(續)

健康狀況	占比	男	女
生活不能自理	2.95	2.51	3.36
合計	100	100	100

資料來源：根據2010年人口普查匯總數據計算

2. 老年人生活自理能力狀況總體較好，生活不能自理老年人占3%

2010年，中國老年人中不健康者占16.85%，其中不健康但生活能自理者占13.90%，生活不能自理者占2.95%（見表1.5）。雖然中國不能自理的老年人比例很低，但如果以此推算不能自理老年人的總量，則需要長期照料的老年人總數已經超過524萬人。從不健康老年人占16.85%來推算，全國共有3,000萬老年人處於不健康狀態，政府和社會需要對老年健康和照料問題予以足夠重視。

3. 男性老年人健康狀況好於女性，不健康老年人中女性老年人占57%

從表1.5中可以看出，男性老年人口中自評為健康的占48.22%，女性中有39.64%的人自評為健康。雖然回答基本健康的女性比例高於男性，但從總體上看，健康和基本健康的老年人占男性的85.12%，女性比例則為81.28%，男性健康狀況仍然好於女性。男性自評健康狀況好於女性可能是由於多方面的原因：第一個原因是女性壽命比男性長，高齡人口多於男性；第二個原因可能是男性傾向於更樂觀地評價自己的健康狀況。但從表1.6看，在控制了年齡變量後，同一年齡組中男性自評為健康的比例在各個年齡組都高於女性，因此，更可能的原因應當是上述第二個。

表1.6　　2010年分性別分年齡的中國老年人口健康狀況（%）

年齡組（歲）	健康 小計	男	女	基本健康 小計	男	女	不健康，但生活能自理 小計	男	女	生活不能自理 小計	男	女
60~64	60.8	64.7	56.8	32.4	29	35.7	6.0	5.4	6.6	0.9	0.9	0.9
65~69	48.4	52.8	43.9	39.7	36.4	43.1	10.4	9.3	11.5	1.5	1.5	1.6
70~74	35.2	38.7	31.8	45.2	43.2	47.2	16.8	15.5	18.2	2.7	2.6	2.8
75~79	27.8	30.7	25.3	45.8	44.9	46.6	22.0	20.1	23.4	4.3	4.0	4.6
80~84	20.5	22.7	18.7	43.1	43.8	42.6	28.5	26.7	30.0	8.0	7.0	8.7
85~89	16.9	18.8	15.8	39.58	41	38.6	30.9	29.5	31.8	12.7	10.7	13.9
90~94	13.9	15.8	13.0	34.2	36.5	33.1	61.0	30.6	31.2	21.0	17.4	22.7
95~99	14.1	17.5	12.8	31.4	34.5	30.1	28.4	27.7	28.7	26.0	20.4	28.4

表1.6(續)

年齡組 (歲)	健康 小計	男	女	基本健康 小計	男	女	不健康,但生活能自理 小計	男	女	生活不能自理 小計	男	女
100以上	12.7	17.7	11.1	30.8	29.8	31.1	27.3	30.2	26.4	29.2	22.3	31.4
合計	43.8	48.2	39.6	39.3	36.9	41.6	13.9	12.4	15.4	2.9	2.5	3.4

資料來源：根據2010年人口普查匯總數據計算

在自評為基本健康的老年人中，部分年齡男性老年人自評好於女性，但多數情況下女性的比例都高於男性。在表1.6中，在80歲以前和100歲以上組，女性自評為基本健康的比例高於男性，但從80歲到100歲以前，男性自評為健康的比例則高於女性。此外，在不健康但生活能自理的老年人中，100歲及以上老年人比例男性高於女性，其他各個年齡組都是女性高於男性。在生活不能自理的老年人中，低年齡老年人男性與女性比例基本相同，70歲以後隨著年齡的增大女性比例越來越高於男性。總體上看，在不健康的老年人中，女性占56.94%；在生活不能自理的老年人中，女性占58.36%，這一比例與2004年國家統計局人口變動調查中不能自理老年人的性別構成是完全相同的。

4. 隨著年齡的增大，老年人口健康狀況變差，生活不能自理比例在80歲以後明顯提高

從圖1.5的分年齡組老年人口健康變化狀況看，隨著年齡的上升，老年人口的健康狀況開始變差，自評為健康的老年人比例在60~85歲年齡段下降明顯，生活不能自理者的比例在70歲之後提高，80歲以後迅速上升，反應出80歲及以上高齡老年人群體的健康狀況是最需要關注的。

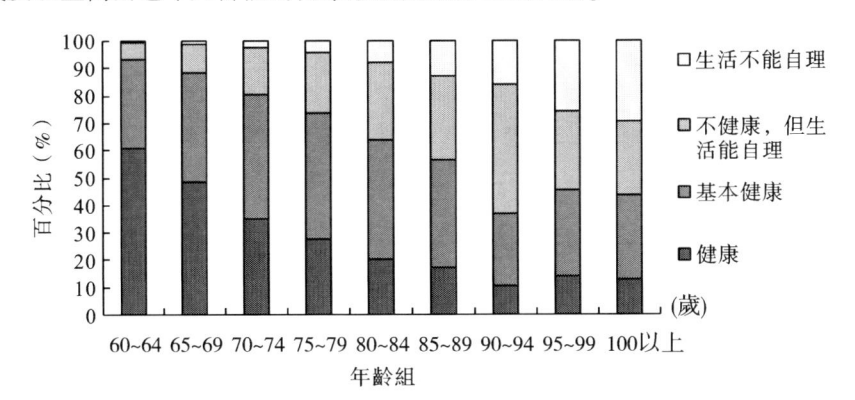

圖1.5 2010年分年齡組中國老年人口健康狀況

資料來源：根據2010年人口普查匯總數據計算

具體來看，自評為健康的老年人在60~64歲組占60.8%，65~64歲組下降到一半以下（48.4%），到70~74歲組時已經下降到35.2%，80~84歲組時下降到20.5%，可以說80歲以前是老年人口健康狀況變化最明顯的時期。從不健康老年人比例的變化看，90~94歲組不健康老年人比例超過半數，90歲以後健康狀況最大的變化是生活不能自理老年人比例的持續上升，從85~89歲組的12.7%提高到95~99歲組的26.1%，100歲及以上組更高達29.2%。

進一步分單歲年齡來看（圖1.6），健康老年人比例在66歲下降到50%，67歲至86歲是基本健康老年人比例最高的時期，都在40%以上，比例最高的年齡是76歲（46.1%）；健康老年人比例在84歲時超過40%，90歲時超過50%；生活不能自理老年人的比例在91歲時超過21%，95歲時達到25%。

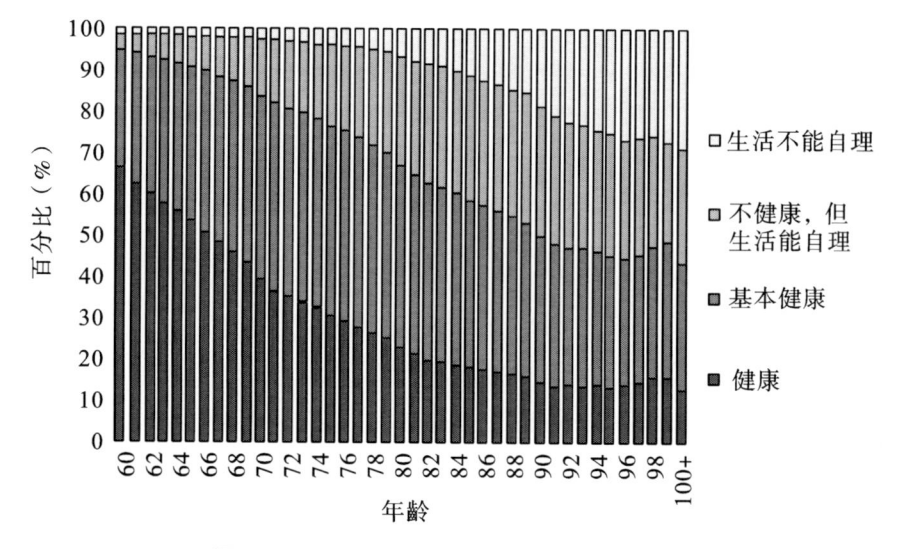

圖1.6 2010年分年齡中國老年人口健康狀況

資料來源：根據2010年人口普查匯總數據計算

5. 城鎮老年人健康狀況好於農村老年人，農村老年人生活自理能力最弱

表1.7反應出中國老年人的健康狀況在城鄉之有明顯差別，城鎮老年人健康狀況好於農村老年人。城市50%的老年人自評為健康，鎮老年人自評健康的比例達到46%，而農村老年人只有40.4%認為自己健康。城鄉老年人的基本健康比例非常接近，都略高於39%，因此，另一個城鄉差別主要反應在不健康老年人的比例差異上。城市不健康老年人比例只占10.6%，而農村則高達20.3%，高出城市近一倍；生活不能自理老年人在城市只占2.4%，而農村老年人生活不能自理者占3.3%。從中可以看出，農村老年人的醫療服務和社會

養老服務需要得到更多的重視，特別是中國老年人中有57%是農村老年人。

表 1.7　　　　2010 年分城鄉中國老年人口健康狀況（%）

地區	健康	基本健康	不健康，但生活能自理	生活不能自理	合計
城市	49.95	39.41	8.29	2.35	100
鎮	46.00	39.22	12.18	2.60	100
鄉村	40.42	39.33	16.93	3.32	100

6. 各省區老年人健康狀況差異很大，東部地區老年人健康狀況普遍較好

中國各地區社會經濟發展水平和人口老齡化程度不同，反應在老年人健康狀況上就表現為明顯的地區差異。廣東、福建、浙江、江蘇、上海等東部沿海地區老年人的健康狀況較好，而大多數中西部地區健康老年人的比例相對較低（見表 1.8）。

表 1.8　　　　2010 年分省份中國老年人口健康狀況（%）

省份	健康	基本健康	不健康，但生活能自理	生活不能自理	合計
北京	39.90	42.80	12.80	4.50	100
天津	44.40	41.40	10.60	3.60	100
河北	45.10	36.80	14.60	3.50	100
山西	40.10	40.00	16.20	3.70	100
內蒙古	41.90	38.20	16.40	3.50	100
遼寧	43.30	40.20	13.70	2.80	100
吉林	39.50	41.50	16.40	2.60	100
黑龍江	42.50	39.90	15.10	2.50	100
上海	43.70	43.60	9.00	3.70	100
江蘇	50.20	37.20	10.20	2.40	100
浙江	52.80	35.10	9.80	2.30	100
安徽	37.70	41.50	17.40	3.40	100
福建	49.80	39.00	9.30	1.90	100
江西	44.50	41.00	12.30	2.20	100

表1.8(續)

省份	健康	基本健康	不健康，但生活能自理	生活不能自理	合計
山東	52.10	33.10	12.20	2.60	100
河南	47.40	35.10	14.30	3.20	100
湖北	35.50	44.60	16.90	3.00	100
湖南	42.10	41.00	13.90	3.00	100
廣東	49.40	38.30	11.10	1.20	100
廣西	40.40	39.30	17.20	3.10	100
海南	40.10	40.40	16.10	3.40	100
重慶	39.10	41.60	15.50	3.80	100
四川	42.50	41.50	12.70	3.30	100
貴州	42.70	38.20	15.90	3.20	100
雲南	34.50	45.80	15.80	3.90	100
西藏	35.60	42.50	16.50	5.40	100
陝西	36.10	42.50	18.20	3.20	100
甘肅	37.10	40.60	18.80	3.50	100
青海	39.90	40.30	16.20	3.60	100
寧夏	37.80	43.30	15.50	3.40	100
新疆	36.00	45.90	14.90	3.20	100

註：未含港、澳、臺地區

　　從自評為健康的老年人比例看，山東、浙江、江蘇都超過了50%，而低於40%的基本上都是中西部省份，包括陝西、吉林、重慶、青海、安徽、新疆、湖北、北京、甘肅、西藏、寧夏、雲南，其中比例最低的雲南只有34.5%的老年人自評為健康。這從一定程度上反應出各地區社會經濟發展水平與老年人健康狀況之間存在著聯繫，老年人的健康狀況受到老年人以往60年甚至更長時期生活經歷的影響，社會經濟發展水平會通過教育、環境、醫療保健等多種因素影響老年人的健康。因此，老年人健康狀況的地區差異及深層次的社會經濟發展水平的地區差異應當綜合考慮，這些社會經濟差異對不同地區老年人的長期照料和養老觀念都會產生一定的影響。

　　如果將健康和基本健康的老年人都看作健康老年人，各省區的差異也會表

現明顯。按照健康老年人比例我們可以將全國分為三類地區：第一類是健康老年人比例在85%以上的省份，包括廣東、福建、浙江、江蘇、上海、天津、江西、山東；第二類是健康老年人比例為80%~85%的省份，包括北京、河北、山西、內蒙古、遼寧、吉林、黑龍江、河南、湖北、湖南、海南、重慶、四川、貴州、雲南、青海、寧夏和新疆；第三類是健康老年人比例在80%以下的省份，包括安徽、甘肅、西藏、陝西和廣西。

從社會養老服務體系建設最需要關注的生活不能自理老年人的比例看，比例高於3.5%的省份包括河北、甘肅、內蒙古、天津、青海、上海、山西、雲南、北京、西藏，其中既有北京、上海等直轄市，也有中西部省區；西藏和北京最為突出，西藏生活不能自理的老年人達到5.4%，是全國最高的；北京緊隨其後，比例達到4.5%，其他省份都低於4%。從中可以看出，各個省份在發展社會養老服務中面臨的壓力是不同的。廣東和福建老年人生活不能自理的比例都低於2%，與健康老年人比例相結合，這兩個省份是中國老年人健康狀況最好的。

北京和上海相比（見表1.8），北京的健康老年人比例（健康和基本健康二者合計為82.7%）低於上海（健康和基本健康二者合計為87.3%），而生活不能自理老年人的比例（4.5%）又高於上海（3.7%），這從一個側面說明北京和上海兩個城市已經分別採取的「9064」（指90%的老年人居家養老，6%的老年人在社區養老，還有4%的老年人集中養老，其餘依此類推）和「9073」的社會養老服務體系目標是符合兩地實際情況的。

7. 健康老年人有70%的人在經濟上是獨立的，不健康的老年人將近70%要依靠家庭成員供養

老年人的健康狀況與老年人的主要生活來源有兩方面的相互聯繫：一方面，仍然以勞動收入為主要生活來源的老年人以低年齡老年人為主，絕大多數健康狀況較好，許多人還在參加各種形式的勞動，特別是在農村地區；另一方面，健康狀況不好的老年人通常是高齡老年人，不僅難以參加勞動，往往在日常生活費用之外還需要較多的醫療和護理費用，在很大程度上更依靠其他的生活來源。

從表1.9中可以看出，以勞動收入為主要生活來源的老年人，63.2%自評為健康；另外有33.5%自評為基本健康，兩者合計健康的比例高達96.7%。而以家庭其他成員供養為主要生活來源的老年人不健康的比例為28.4%，其中生活不能自理的比例占5.1%。在以最低生活保障金為主要生活來源的老年人中，不健康者的比例為42.6%，其中生活不能自理者的比例是7.5%。

表 1.9　　2010 年中國老年人口生活來源與健康狀況（%）

主要生活來源	健康	基本健康	不健康，但生活能自理	生活不能自理	合計
勞動收入	63.2	33.5	3.2	0.1	100.0
離退休養老金	50.9	39.9	7.2	2.0	100.0
家庭其他成員供給	28.5	43.1	23.3	5.1	100.0
最低生活保障	19.0	38.4	35.1	7.5	100.0
財產性收入	50.2	38.0	10.3	1.5	100.0
其他	34.8	42.4	19.4	3.4	100.0

由於以最低生活保障金和財產性收入為主要生活來源的老年人比例較低，表 1.5 難以反應總體情況，因此，我們用表 1.10 的數據對分健康狀況的老年人的生活來源做進一步分析。結果表明，健康的老年人依靠勞動收入的比例最高，41.9% 的健康老年人仍然以勞動收入為主要的生活來源，另外有 28.0% 的健康老年人以養老金為主要的生活來源，兩者相加比例約達到 70%，說明健康老年人中有 70% 經濟獨立，不依靠家庭成員或者最低生活保障金的幫助。但在不健康但生活能夠自理和生活不能自理的老年人中，最主要的生活來源是家庭其他成員供養，分別占 68.1% 和 70.3%，在全部不健康老年人中依靠家庭其他成員供養的比例為 68.5%。此外，不健康但生活能夠自理和生活不能自理的老年人還各有近 10% 依靠最低生活保障金。

表 1.10　　2010 年中國老年人口生活來源與健康狀況（%）

主要生活來源	健康狀況	基本健康	不健康，但生活能自理	生活不能自理
勞動收入	41.9	24.7	6.6	1.2
離退休養老金	28.0	24.5	12.6	16.3
家庭其他成員供給	26.5	44.7	68.1	70.3
最低生活保障	1.7	3.8	9.8	9.9
財產性收入	0.4	0.3	0.3	0.2
其他	1.5	2.0	2.6	2.1
合計	100	100	100	100

8. 有配偶老年人中半數自評為健康，生活不能自理老年人中半數是喪偶老人

婚姻和健康狀況存在聯繫，婚姻狀況會對老年人的照護方式產生影響。例

如有配偶的老年人不健康時往往可以得到配偶的照顧，但如果老年人喪偶，當他們生活不能自理時就需要子女或其他社會養老服務的幫助。2010年人口普查數據表明，在有配偶的老年人中，一半的老年人自評為健康，自評為基本健康者占38%，兩者合計健康的比例達到88%。而在未婚和喪偶的老年人中各有28%自評為不健康，其中喪偶老年人由於高齡女性較多，生活不能自理者比例最高，達到5.5%（見表1.11）。表1.12顯示了不同健康狀況老年人的婚姻狀況，從中可以看出，自評健康的老年人中近80%都是有配偶的，還有18.2%處於喪偶狀態。而在生活不能自理的老年人中有一半是喪偶老人，47.1%是有配偶的老人。因此，在發展社會養老服務體系的過程中，喪偶老人應當成為關注的重點。

表1.11　　　　2010年中國老年人婚姻狀況與健康狀況（%）

婚姻	健康	基本健康	不健康，但生活能自理	生活不能自理	合計
未婚	33.3	39.2	23.4	4.1	100
有配偶	49.5	38.0	10.5	2.0	100
離婚	44.6	39.3	13.7	2.4	100
喪偶	29.7	42.8	22.0	5.5	100

表1.12　　　　2010年中國老年人健康狀況與婚姻狀況（%）

婚姻狀況	健康	基本健康	不健康，但生活能自理	生活不能自理
未婚	1.4	1.8	3.0	2.5
有配偶	79.6	68.2	53.6	47.1
離婚	0.8	0.8	0.8	0.6
喪偶	18.2	29.2	42.6	49.8
合計	100	100	100	100

（二）結論

此部分根據2010年人口普查數據對老年人的健康狀況進行了分析，得到以下幾點結論：

（1）老年人口總體健康狀況較好，絕大多數老年人處於健康狀態。這說明老年並不等於不健康，中國絕大多數老年人在日常生活中不需要依賴別人。

（2）老年人生活自理能力狀況總體很好，生活不能自理老年人占3%，以此推算，中國不能自理老年人的總量超過524萬人，全國共有3,000萬老年人

處於不健康狀態，政府和社會需要對老年健康和照料問題予以足夠的重視。

（3）男性老年人健康狀況好於女性，不健康老年人中女性占57％。從總體上看，健康和基本健康的老年人占男性的85.12％，女性比例則為81.28％；在不健康的老年人中，女性占56.94％。

（4）隨著年齡的增大，老年人口健康狀況變差，生活不能自理者的比例在80歲以後明顯提高；健康老年人比例在66歲時下降到50％，不健康老年人比例在84歲時超過40％，90歲時超過50％；生活不能自理老年人比例在91歲時超過21％，95歲時達到25％。

（5）城鎮老年人健康狀況好於農村老年人，農村老年人生活自理能力最弱。城市50％的老年人自評為健康，而農村只有40.4％的老年人認為自己健康。城市不健康老年人比例只占10.6％，而農村則高達20.3％，高出城市近一倍。

（6）各省區老年人健康狀況差異很大，東部地區老年人健康狀況普遍較好，而大多數中西部地區健康老年人的比例相對較低。廣東和福建是中國老年人健康狀況最好的兩個省份。

（7）健康老年人有70％在經濟上是獨立的，不健康的老年人將近70％要依靠家庭成員供養。以勞動收入為主要生活來源的老年人自評為健康的比例高達96.7％，而以家庭其他成員供養為主要生活來源的老年人自評為不健康的比例為28.4％，其中生活不能自理者的比例占5.1％。

（8）有配偶老年人中半數自評為健康，生活不能自理老年人中半數是喪偶老人。在有配偶的老年人中，健康老年人的比例達到88％。在未婚和喪偶的老年人中各有28％是不健康的，喪偶老年人生活不能自理者的比例最高，達到5.5％。

2 老年人的醫療保障問題研究

2.1 健康與醫療需求的影響因素研究

2.1.1 年齡

就年齡的影響來看，Grossman 假設健康資本的折舊率（δ）與年齡之間有正相關關係，但年齡的增加不會影響 W_i、E、π_{i-1} 與 G_i。在這一簡化條件下，可以研究消費者年齡增加造成健康資本的折舊率提高後對消費者健康需求的影響。δ_i 增加後將使健康資本供給曲線（S）向上移動，由原來的 S_0 上移為 S_1，但 MEHC 曲線不變（圖 2.1）。因此，消費者的最佳健康需求將會因 δ 的增加（如由 δ_0 增為 δ_1）而減少。至於健康需求減少的幅度則取決於 MEHC 曲線的斜率。MEHC 曲線越平坦（斜率的絕對值越小），消費者年齡增加後，健康需求降低的幅度就越大。

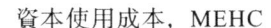

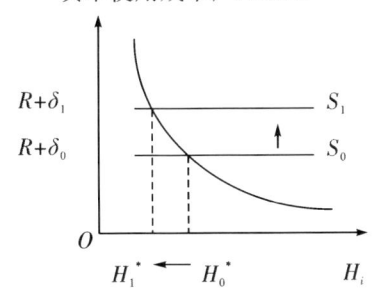

圖 2.1 健康資本折舊率提高後對消費者健康需求的影響

儘管年齡增加後，消費者的健康需求會降低，但這不表示消費者對健康的毛投資就一定會減少。事實上，健康資本的折舊率提高後，不但會降低消費者

對健康資本的需求，也會在既定的毛投資額之下降低健康資本的供給。如果健康資本供給的變化大過健康資本需求，消費者就會增加毛投資來補充實際健康資本存量的不足。在這一情況下，消費者對醫療的需求將增加。Grossman 的模型證明，只要 MEHC 曲線的彈性小於 1，上述情況就會發生。而 MEHC 曲線的彈性是指消費者健康資本存量對 MEHC 變化的反應程度。同時，Grossman 的模型也說明，在健康資本邊際生產力遞減的條件下（$dG_i/dH_i<0$），MEHC 曲線的彈性就一定小於 1，也就是 MEHC 上升 1%，消費者健康資本存量減少的幅度小於 1%。因此，可以得到結論：在健康資本邊際生產力遞減的條件下，健康資本折舊率提高后，消費者的最佳健康需求會降低，但對醫療的需求會提高。

2.1.2 收入

至於工資率（W）變動的影響，則是通過以下兩個途徑產生：①工資率提高后，將提高健康時間的貨幣價值；②工資率上升后，也會影響毛投資的邊際成本。如前所述 $C=PM+WTh$，時間成本是投資健康總成本的一部分。假設 $WTh/C=K$，也就是時間成本占健康投資總成本的比率為 K，$0<K<1$，則 W 上升 1% 后，健康投資的邊際回報（WG）也會增加 1%。因為 $\gamma=WG/\pi$，所以上述變動的淨結果將使 γ（回報率）上升（$1-K$）%。換言之，只要時間成本占健康投資總成本的比率小於 1，那麼工資率的提高將使健康投資的邊際回報率（r）也隨之提高。因此，圖 2.2 中的 MEHC 曲線向右移動后，將使消費者的健康需求增加。

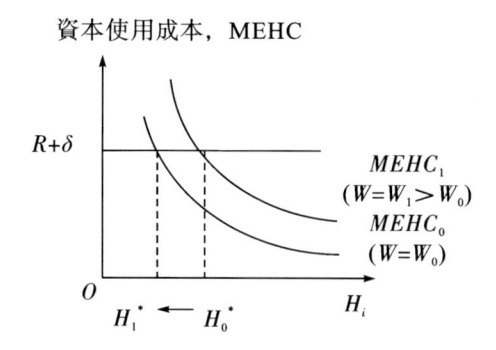

圖 2.2　工資率提高后對消費者健康需求的影響

由於工資率的變動對在一定醫療服務要素下生產健康（毛投資）的過程式（1.4）並沒有影響，因此消費者的健康需求增加后，消費者將增加毛投資，繼而增加對醫療服務要素的需求。如果在健康投資過程中，消費者對醫療

服務與時間兩種要素的使用比率是固定的，則在工資率提高後，醫療需求增加的幅度等於健康需求增加的幅度。但是，如果醫療服務與時間兩種要素是可以替代的，則在時間的價格變動後（工資率提高），消費者將以醫療服務代替時間。在這一情況下，工資率上升後，消費者的醫療服務需求增加幅度將超過健康需求增加的幅度。根據這一分析，可以得出以下命題：工資率提高後，消費者的健康需求與醫療需求都會隨之增加。

2.1.3 醫療服務價格

醫療服務價格提高後，只會影響毛投資的邊際成本，而不會影響健康投資的回報（WG），故其效果與工資率變動的效果不同。由 $\gamma = WG/\pi$ 的關係可知，醫療服務價格 P 提高後，將使健康投資的邊際成本（π）提高，進而使健康投資的邊際回報率降低。以圖2.3來分析，醫療服務價格 P 提高的影響，即是使 MEHC 曲線向左移動。因此，消費者的健康需求將減少。消費者的健康需求降低後，消費者將減少毛投資。因此，消費者對醫療服務要素的需求也將隨之減少。根據這一分析，可以得出以下結論：醫療服務的價格提高後，消費者的健康需求與醫療需求都會隨之減少。

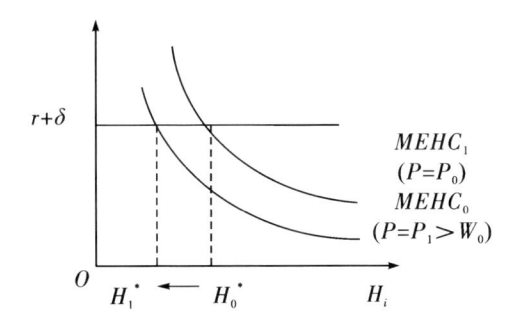

圖2.3 醫療服務價格提高後對消費者健康需求的影響

2.1.4 教育

最後，Grossman 考慮到人力資本存量（E）變動對健康需求與醫療服務需求的影響，以教育代表人力資本存量的變動。Grossman 假設教育程度的提高會改善消費者生產健康的效率，也就是提高生產過程中直接要素（醫療服務與時間）的邊際生產力。同時，Grossman 假設教育對醫療服務與時間兩種生產要素邊際生產力的影響是中立的（Neutral），即教育對不同生產要素的邊際生產力有相同程度的影響。

根據上述假設，教育程度（E）提高后，醫療服務與時間的邊際生產力都會隨之提高。因此，生產某一特定健康資本所需生產要素的數量就減少了。而在生產要素價格不變的條件下，上述變動意味著投資健康的邊際成本隨教育程度的提高而降低。因此，E 與 π 之間存在負相關的關係。在 W 與 G 不變的條件下，上述關係表示教育程度的提高，將提高健康投資的邊際回報率，即提高健康資本的邊際效率。因此，教育程度提高后，MEHC 曲線將向右移動，而在資本成本不受教育程度影響的情況下，上述變動將使消費者的健康需求增加。如以圖形分析，其作用過程與圖 2.3 類似，故不再贅述。

除了上述需求面的影響之外，教育程度的變動也會影響健康資本的實際供給。根據式（1.4）的關係，在一定的生產要素下，教育程度提高后，投資額（健康的產量）會增加，使消費者實際的健康資本存量也隨之增加。Grossman 證明，在健康資本邊際生產力遞減的條件下，教育程度提高所造成健康資本供給的增加，將超過消費者健康需求增加的幅度。因此，消費者會以減少毛投資的方式來調整這一差距，進而使消費者減少對醫療服務的需求。綜上所述，我們可以得出以下結論：在健康資本邊際生產力遞減的條件下，教育程度提高后，消費者的健康需求會增加，但對醫療服務的需求則會降低。

2.1.5 醫療保險

醫療服務市場的特點之一，是醫療保險制度的介入。我們首先研究醫療保險介入后對消費者醫療服務需求的影響。在享受醫療保險的情況下，消費者通常只需自己負擔就醫費用的一小部分（有時甚至完全免費），其餘大部分（或是全部）醫療費用，則由第三方（保險公司）來支付。消費者自己負擔的醫療費用（Out of Pocket Payment）占全部醫療費用的百分比稱為部分負擔率（Coinsurance Rate）。若享受醫療保險，在就醫完全免費的情況下，此時的部分負擔率為 0。

在 Becker 模型與 Grossman 模型的研究中，都未涉及醫療保險所產生的影響。然而在這兩個模型的分析中，都可以看到在醫療服務價格提高后，消費者的醫療服務需求會隨之減少。換言之，在沒有醫療保險介入的情況下，消費者醫療需求曲線的斜率是負的，即如圖 2.4 的 D_1 線。利用這一分析結果，可以進一步說明醫療保險制度介入對消費者醫療服務需求的影響。假設有一醫療保險計劃的部分負擔率為 50%，這一醫療保險的介入使消費者在就醫時的價格從無保險的每次 300 元（P_1）降為 150 元（$0.5P_1$），即保險介入后，消費者就醫的貨幣價格降低了一半。因此，消費者對醫療服務的需求量會從 M_1 增加到

M_2。這一改變相當於圖 2.4 中消費者的有效需求曲線（Effective Demand Curve）由原來的 D_1 變成 D_2。由此可知，醫療保險制度對醫療需求的影響主要體現在三個方面。

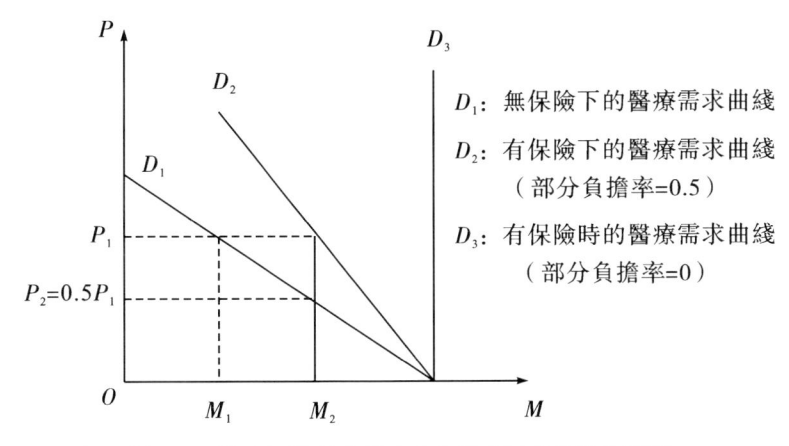

圖 2.4 醫療保險制度對消費者醫療需求曲線的影響

D_1：無保險下的醫療需求曲線
D_2：有保險下的醫療需求曲線（部分負擔率=0.5）
D_3：有保險時的醫療需求曲線（部分負擔率=0）

（1）醫療保險的介入，使消費者就醫時所面對的貨幣價格降低了（由 P_1 減為 P_2），因此，消費者的醫療服務需求將增加。至於醫療服務需求增加的幅度，則受醫療服務需求的價格彈性的影響：彈性越大，醫療保險對醫療服務需求的影響越大。

（2）在享有醫療保險的情況下，消費者的醫療需求曲線會變得較陡，也就是變得較沒有彈性。醫療保險的部分負擔率越低，醫療服務需求曲線會變得越沒有彈性，直至變成一垂線，此時的價格彈性為 0（圖 2.4 的 D_3 線）。這一結果說明，醫療保險的存在，使消費者的醫療服務需求將不受價格變動的衝擊，而這也正是醫療保險介入的目的所在。

（3）在享有醫療保險的情況下，消費者就醫時間成本的重要性將大幅增加，成為影響醫療服務市場價格機能的主要因素。

由 Becker 模型的分析可知，健康的影子價格為 $\pi_h = P_M b_m + W t_h$，而生產一單位健康所需要投入的醫療服務要素為 b_m。因此，可得到每一單位醫療服務的全價格：

$$\pi = \pi_h / b_m = P_m + W t_h / b_m = P_m + W t \tag{2.1}$$

式中，$t = t_h / b_m$，表示消費者每次就醫時所花費的時間。

由上述關係可知，消費者每次就醫所花費的成本，包括兩部分：①貨幣成本，也就是醫療服務的價格 P_m；②時間成本，也就是消費者的工資率乘上每

次就醫所花費的時間（Wt）。由這一關係可知，醫療保險的存在，將使醫療服務的價格 P_m 大幅降低，而時間成本占醫療服務總價格的比例 W_t/π 則大幅上升。在這一條件下，消費者就醫時的時間成本成為影響醫療服務需求的主要因素。另外，上述分析也顯示，即使在完全免費的醫療保險制度之下，消費者就醫時的成本仍大於 0。也就是 $P_m = 0$ 時，$\pi = Wt$。這一結果顯示，政府的政策目標如果是消除居民就醫的障礙，則僅靠實施醫療保險制度並不夠，同時，還必須增加就醫的可及性（Accessibility），也就是在政策上必須做到減少居民就醫的時間成本。如縮小城鄉之間醫療資源配置上的差距，即可降低農村地區居民就醫的時間成本，只有這樣，城鄉之間的居民才能夠得到公平的就醫機會。

2.2 基本醫保和商業醫保的競合分析

經過 20 多年的試點探索與漸進發展，中國的社會醫療保障制度已經進入定型、穩定與可持續發展階段。黨在十七大上明確提出要建設「以基本醫療制度為重點，以商業醫療保險為補充」的社會醫療保障體系。因此，在社會保障制度定型的過程中，充分發揮市場機制尤其是商業醫療保險的保障作用，不僅對社會醫療保障體系的建立與完善有著十分重要的意義，更是一項值得我們著力探討的理論課題。

2.2.1 制度背景

（一）老年醫療保障的現狀

截至 2011 年年底，中國的基本醫療保障已經覆蓋了 74.1% 的城市老年人和 44.7% 的農村老年人，一個涵蓋老人與政府的醫療風險補償分擔機制成功地構建起來。但是老年疾病往往多以週期長、慢性病居多，而基本醫療保障深度和廣度的缺乏導致很多老人並沒有切實感受到這一制度的優越性。其表現為：

第一，昂貴的醫療費用和過高的就醫門檻使得老人對醫療服務的不滿意率高達 80.5%。這一方面是因為老年人退出勞動領域，養老金的收入與在職時的收入相比不可同日而語；另一方面則是因為老齡階段是人的身體日漸衰老、疾病頻發的時期，加之老年人的疾病又多以慢性病為主，其醫療費用勢必高於其他人群，他們極易陷入入不敷出、有病不能醫的困境。

第二，老人的醫療保障主體仍然以血緣為主，保障力度不夠，保障方式不

合理。其直接后果便是基本醫療保險的回報不足以彌補支付的醫療成本。因而老人的醫療保障不得不依靠自己和子女。

第三，醫療體制改革在客觀上促使老人醫療成本中的自付比例上漲。據調查，醫改後老年人醫療費用的自付比例平均提高了35.9%，達到54.84%。

上述三個方面說明一個僅由老人和政府構建的風險分擔機制遠遠不能滿足老年人日益增長的醫療服務需求，急需引入一個第三方風險分擔機構來健全醫療保障體系。

(二) 商業醫療保險的發展障礙

縱觀社會保障制度健全的國家，其老年醫療保障體系一般是通過政府和企業合作構建起一張以基本醫療保險為基礎、以商業醫療保險為補充的「雙層結構」的安全保障網：老人的基本醫療保障由政府主導的社會保障網提供，在此之外的風險保障則由商業保險公司承擔。當前中國已經從制度上確立了這種「雙層結構」的醫療保障體系，但在實際的運行中，儘管商業醫療保險市場的規模已經達到年收入384億元，產品種類也超過了1,000種，但其發展速度遠遠跟不上人民群眾日益增長的醫療需求。特別是商業保險公司出於自身盈利目的的考慮，往往不願承擔60歲以上老年人的補充醫療保險或是對60歲以上的老年人收取很高的保險費，以至於商業醫療保險並未有效地扮演「補充保障的主要提供者和基本保障的主要競爭者」這樣的角色。這裡面有政策制定的因素，但更重要的還在於在社會保障制度轉型與定型的過程中，我們對二者替代與互補的存在和轉換條件缺乏清晰的認識，從而導致了政策信號的紊亂，讓原本可以相互促進的二者形成了一種不正當的業務競爭關係。毫無疑問，這是理論界一項亟待解決的重要課題。

(三) 相關研究

基本醫療保險與商業醫療保險的關係一直是學術界爭論的焦點。

首先從政策的角度看。在社會醫療保障體系的建設目標中明確提出要「擴大基本醫療保險的覆蓋面，提高基本醫療的保障水平，逐步降低居民醫療費用的自付比例」。這一政策設計給商業醫療保險的發展直接帶來兩大挑戰：第一，基本醫療覆蓋面的擴大，使得在基本醫療覆蓋範圍內，客戶對商業保險需求將相應變小；第二，基本醫療保障水平的提高、居民醫療看病自付比例的降低勢必大大提高基本醫療保險的補償率，這無疑將直接擠壓商業醫療保險特別是補充醫療保險業務的經營空間，降低民眾對基本醫療保險以外的商業醫療保險的需求。

其次從二者的本質上看。基本醫療保險和商業醫療保險在功能上近似，但是二者所處的地位卻有先后主次之分，這就讓基本醫療保險天然地存在「排斥」商業醫療保險的衝動。國內眾多學者通過實證研究證實了衝動的存在性問題。其基本結論如下：Rask 與 Rask 發現在中低收入群體中，公共醫療對私人保險存在擠出；Herring 證明慈善性醫療的存在對當地低收入人群的參保行為起到了阻礙作用；Lo Sasso 與 Meyer 發現擠出效應在兩個年齡段的人群中尤為顯著；Qin 驗證了各類醫療安全網的密集程度與其擠出效應的規模呈正相關關係；魏華林發現社會醫療保險會弱化人們對商業醫療保險的需求，社會醫療保險與商業醫療保險之間會產生一種替代關係。不過「排斥效應」在多大程度存在卻一直沒有得到很好的解釋，這讓不少學者開始質疑「排斥」的存在性問題，認為替代關係並不顯著。因為如果二者間存在明顯的擠出替代效應的話，那麼商業醫療保險早就應該退出市場了，遑論構建雙層保障網了。具有代表性的學者如 Ham 和 Shore-Sheppard 以及 Thorpe 和 Florence 通過實證分析證明了公共保險對商業醫療保險並沒有產生顯著的擠出效應；王璐表示社會醫療保險與商業醫療保險之間並不是一種負相關關係，並未產生替代作用。甚至商業保險的補充作用變得越來越顯著，中國各地區在社會基本醫療保險基礎之上，多通過商業保險運作方式，為城鎮職工開辦補充醫療保險。

基於上述爭論，本部分研究想要達到的目的有二：第一是厘清二者替代與互補的存在和制約條件及程度；第二是闡明這一條件下的人類行為表現。此部分分析框架建立在經典的保險需求理論基礎上，以被保險人的行為選擇為出發點，構建一個包含基本醫療保險和商業醫療保險的效用函數模型，通過分析不確定性條件下的狀態偏好來解釋二者在老年醫療保障中的角色扮演問題。

2.2.2 理論分析

(一) 模型設定

此模型在標準的「狀態偏好」模型上進行擴展分析。

首先，我們假定老年人享受的醫療保險由兩部分構成：基本醫療保險和在此基礎上購買的商業醫療保險。保險報銷遵循這樣一個原則：首先在基本醫療保險範圍內報銷，剩餘部分再在商業保險範圍內報銷，同時忽略保險報銷中的免除額或起付點。

其次，我們假設老年人面臨兩種狀態：狀態 1 為健康狀態，狀態 0 為疾病發生狀態。在這兩種狀態下，老年人面臨著兩個不同狀態的效用函數：U_1 表示

老人健康狀態下的效用函數，U_0表示老人疾病發生狀態下的效用函數。I_1^e表示老人在健康狀態下的期望收入，這也是老年人的總收入，I_1表示老人在健康狀態下的實際收入。總收入減去疾病發生時的各種支出就是老人疾病發生狀態下的期望收入I_0^e，I_0表示疾病發生狀態下老人的實際收入。P表示老人疾病發生的概率，θ表示疾病發生后的總費用，α表示基本醫療保險的報銷率，$f(\theta, \alpha)$表示老人基本醫療保險的支出函數。當商業醫療保險不存在時，老年人的期望效用函數可以表示為：

$$U = (1-p) \cdot U_1(I_1^e) + p \cdot U_0[I_1^e - f(\theta, \alpha)] \qquad (2.2)$$

假定效用函數U具有一般特性：①連續且可導；②單調性，即一階導數大於0，$U' > 0$；③邊際效用遞減，即二階導數小於0，$U'' < 0$。

最後，在商業醫療保險市場中，不同的保險產品由於其保險的對象、時間等不同因而具有不同的價格和報銷率。但是對於老年人來說，疾病發生的概率、損失幅度相對一致，因此我們不考慮不同保險產品品種間的差異，同時也不考慮商業醫療保險的類別差異和補償方式的差異。假設β表示商業醫療保險的報銷率，$g(\theta, 1-\alpha, \beta)$表示老人商業醫療保險的支出函數，其含義是基本醫療保險支出的剩餘部分$(1-\alpha)$由商業醫療保險來報銷。個人支出部分G等於總費用扣除基本醫療保險支出和商業醫療保險支出後的餘額，$G = \theta - f(\theta, \alpha) - g(\theta, 1-\alpha, \beta)$。老年人持續購買商業保險並支付購買成本，其支出形式如下：π表示商業保險的購買價格，它等於（0，1）兩種狀態下各自邊際收入的比值：$\pi = -\dfrac{dI_1}{dI_0} = -\dfrac{I_1 - I_1^e}{I_0 - I_0^e}$，$I_1$、$I_0$表示實際收入，其中$I_1 - I_1^e$表示健康狀態下的邊際收入，即風險成本。$s$代表商業保險的購買數量，它等於疾病發生狀態下實際收入與期望收入的差，即$s = I_0 - I_0^e$。於是商業保險的購買支出函數為：$I_1 - I_1^e = s\pi$，風險成本由購買的保險補償。此時老人的期望效用函數為：

$$U = (1-p) \cdot U_1(I_1^e - s\pi) + p \cdot U_0[I_1^e - f(\theta, \alpha) - g(\theta, 1-\alpha, \beta) + s] \qquad (2.3)$$

當基本醫療保險和商業醫療保險共同構成雙層保障網時，老年人的行為選擇就是如何在這張雙重保障網中最大化自己的收益。於是我們分析的效用函數可以表示為：

$$\text{Max}(U) = \text{Max}\{(1-p) \cdot U_1(I_1^e - s\pi) + p \cdot U_0[I_1^e - f(\theta, \alpha) - g(\theta, 1-\alpha, \beta) + s]\} \qquad (2.4)$$

(二) 商業保險的最優價格 π^*

在雙層保障網中，商業醫療保險在老人的報銷行為中處於第二階段，因此對於老年人來說，他們購買商業醫療保險與否和購買量的多少一方面取決於商業醫療保險的定價問題，另一方面又取決於基本醫療保險的報銷率問題。當基本醫療保險的報銷率能最大限度滿足老年人的醫療需求時，此時無論商業醫療保險如何定價，其需求都難以存在。不過在實際中，基本醫療保險的保障深度常常不能最大限度地滿足老人需求。這個時候商業醫療保險的定價問題就決定著保險購買量的多少。

在方程（2.4）中對 s 求一階導數，並令其等於 0：

$$\frac{dU}{ds} = (1-p) \cdot U'_1 \cdot (-\pi) + p \cdot U'_0 \tag{2.5}$$

一階最優條件為 $\pi_0 = \dfrac{p \cdot U'_0}{(1-p) \cdot U'_1}$。繼續對 s 求二階導數 $\dfrac{d^2 U}{ds^2}$：

$$\frac{d^2 U}{ds^2} = \pi^2 \cdot (1-p) \cdot U''_1 + p \cdot U''_0 \tag{2.6}$$

$U''_1 < 0$，$U''_0 < 0$，$\dfrac{d^2 U}{ds^2} < 0$，效用函數凸向原點。故駐點為最優解 $\pi_0 = \dfrac{p \cdot U'_0}{(1-p) \cdot U'_1}$，對 π_0 兩邊同時乘以 $\dfrac{1-p}{p}$ 可得：

$$\pi^* = \frac{1-p}{p} \pi_0 = \frac{U'_0}{U'_1} \tag{2.7}$$

π^* 稱為保險的最優公平價，它由最優保險價格 π_0 乘以保險價格系數 $\dfrac{1-p}{p}$ 得到。保險的最優價格受到老人疾病發生概率的影響：當 $p < \dfrac{1}{2}$ 時，$\pi^* > \pi_0$；反之 $p > \dfrac{1}{2}$ 時，$\pi^* < \pi_0$。方程（2.7）的含義是在均衡條件下，保險的最優公平價等於狀態 0 時收入的邊際效用與狀態 1 時收入的邊際效用之比。如圖 2.5 所示，$\pi_0 = \dfrac{p \cdot U'_0}{(1-p) \cdot U'_1}$ 中左邊 π_0 表示收入預算線 AB 的斜率，右邊表示無差異曲線 L_1、L_2 的斜率，即狀態 0 與狀態 1 下收入的邊際替代率。

圖 2.5

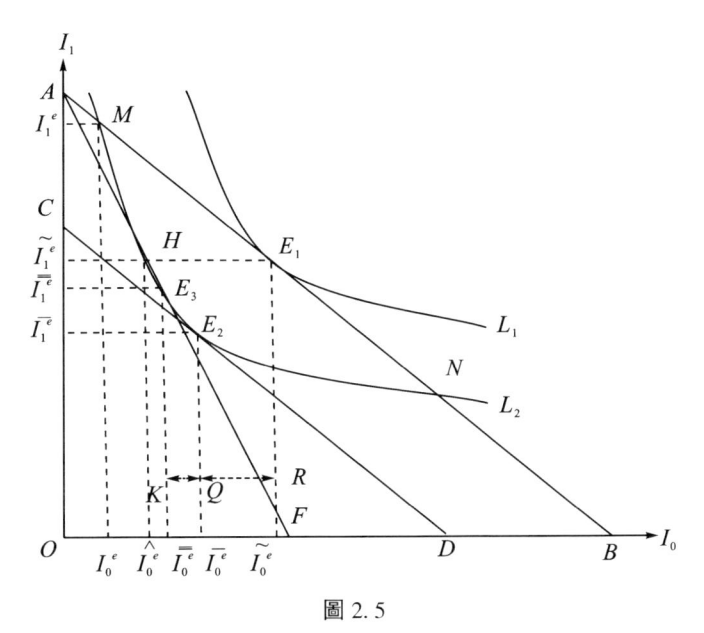

說明：I_0 為狀態 0 下的收入，I_1 為狀態 1 下的收入；L_1 與 L_2 是無差異曲線；AB、CD 為預算收入線

（1）無差異曲線 L_1 與預算收入線 AB 相切的切點 E_1 就是 π 的最優公平價 π^*。此時兩條曲線的斜率相同，基本醫療保險和商業醫療保險組合的最優期望收入是 $(\tilde{I}_1^e, \tilde{I}_0^e)$，老年人的醫療保障效用最大化。如果不改變保險定價即預算收入線不動，健康狀態下的期望收入 $\tilde{I}_1^e$ 不變，那麼老人在 H 點的效用是非最大化的，此時的保險組合為 $(\tilde{I}_1^e, \hat{I}_0^e)$。這一狀態對老年人來說就意味著一旦他們生病產生的醫療成本 $\tilde{I}_0^e - \hat{I}_0^e$ 將由他們自身完全承擔，而補償這一成本的最好辦法是增加商業保險購買量 $\Delta s = \tilde{I}_0^e - \hat{I}_0^e$。

（2）當無差異曲線從 L_1 移動到 L_2 時，在原有的預算收入線下，兩條曲線相交於 M 點。處於這一狀態下的老年人在抉擇前會重估狀態 1 下的風險與收益。當保險定價最優化時，無論哪種狀態發生，老年人都會購買商業保險，因為保險帶來的效用遠遠大於購買保險的成本。但是當保險定價非最優時，老年人則會從風險偏好角度出發來確定自己的行為：風險迴避型的老人會增加保險購買量（$\Delta s = \tilde{I}_0^e - \bar{I}_0^e > 0$），減小風險成本，即增加健康狀態下的收入（$\Delta I_1 = \tilde{I}_1^e - \bar{I}_1^e$），此時無差異曲線從 L_2 移動到 L_1，從而得到均衡點 E_1。而風險喜好型的老年人則反其道而行之，減少保險購買量（$\Delta s = \bar{I}_0^e - \tilde{I}_0^e < 0$），增大風險成本，即健康狀態下的期望收入減少（$\Delta I_1 = \bar{I}_1^e - \tilde{I}_1^e < 0$）。此時預算收入線從 AB 平移

到 CD，形成新的均衡點 E_2，最優保險組合的期望收益是 $(\tilde{I}_1^e, \hat{I}_1^e)$。

（三）替代與互補的存在前提

在方程（2.7）中對 α 求一階導數：

$$\frac{dU}{d\alpha} = p \cdot U'_0 \cdot (g'_\alpha - f'_\alpha) \tag{2.8}$$

因為 $\frac{dU}{d\alpha} > 0$，$U'_0 > 0$，所以 $g'_\alpha - f'_\alpha > 0$。將方程（2.5）與方程（2.8）相除可知基本醫療保險與商業保險購買量關係式：

$$\frac{ds}{d\alpha} = \frac{p \cdot U'_0 \cdot (g'_\alpha - f'_\alpha)}{p \cdot U'_0 - \pi \cdot (1-p) \cdot U'_1} \tag{2.9}$$

方程（2.9）中因為 $U'_0 > 0$，$g'_\alpha - f'_\alpha > 0$，因而替代與互補關係，即 $\frac{ds}{d\alpha}$ 的符號問題便由保險價格 $p \cdot U'_0 - \pi \cdot (1-p) \cdot U'_1$ 決定。

當 $p \cdot U'_0 - \pi \cdot (1-p) \cdot U'_1 > 0$ 時，$\frac{ds}{d\alpha} > 0$ 二者為互補關係。其存在條件是 $\pi < \pi_0$，即保險價格小於最優價格；$p > \frac{1}{2}$，即老年人疾病發生概率大於 50%。在此條件下，基本醫保其保障深度的缺陷使得老年人的潛在支出增加，而對應的最佳方法是增大商業醫保的購買量。

當 $p \cdot U'_0 - \pi \cdot (1-p) \cdot U'_1 < 0$ 時，$\frac{ds}{d\alpha} < 0$，二者為替代關係。其存在條件是 $\pi > \pi_0$，即保險價格大於最優價格；$p < \frac{1}{2}$，老年人疾病發生概率小於 50%。此時的老年人通過衡量風險與收益會選擇減少商業保險的購買量。如圖 2.5 中的線段 KQ。當發生「擠出」現象時，預算收入線從 AB 移動到 AF，均衡點從 E_1 變動到 E_3。此時保險購買量減少（$\Delta s = \tilde{I}_0^e - \hat{I}_0^e < 0$），疾病發生後的期望收入減小，同時風險成本也相應增加（$\Delta I_1 = \tilde{I}_1^e - \hat{I}_1^e < 0$）。其緣由在於基本醫療保險報銷率的提高，等於提高了商業保險的影子價格，商業醫療保險的購買量自然減少。當老年人發生疾病時，一方面是基本醫療保險的支出在增加，另一方面是商業醫療保險的支出在減少。但是基本醫保支出的增幅不能彌補商業醫保減少的降幅，二者的差額全部轉移給老年人，實際結果是醫療支出增加，期望效用降低。

（四）互補效應的存在性

我們從兩個方面來探討互補效應的存在性問題。一個方面是基本醫療保險

報銷率對商業醫療保險購買的量的影響，另一個方面是二者報銷率之間的相互影響。

1. 基本醫療保險報銷率對商業醫療保險購買的量的影響

我們對商業保險價格的一階最優條件 $\pi_0 = \dfrac{p \cdot U'_0}{(1-p) \cdot U'_1}$ 進行全微分可得最優保險價格下的最優保險購買量：

$$\frac{\mathrm{d}s}{\mathrm{d}\alpha} = \frac{p \cdot U''_0 \cdot (g'_\alpha - f'_\alpha)}{p \cdot U''_0 + \pi^2 \cdot (1-p) \cdot U''_1} \tag{2.10}$$

方程（2.10）中，因為 U''_0、U''_1 小於 0，$g'_\alpha - f'_\alpha > 0$，所以 $\dfrac{\mathrm{d}s}{\mathrm{d}\alpha} > 0$。這說明商業保險的最優購買量受到基本醫療保險報銷率的影響。隨著報銷率的提高，人們購買商業醫療保險的量也在增加，二者呈現一種相互促進的關係。如圖 2.5 中的線段 QR，假定初始均衡點是 E_2，平移預算收入線 CD 到 AB，兩種狀態下的預期收入隨之發生改變。在增加醫療保險購買量（$\Delta s = \tilde{I}_0^e - \hat{I}_0^e > 0$）的同時風險成本在降低（$\Delta I_1 = \tilde{I}_1^e - \hat{I}_1^e > 0$）。基本醫療保險和商業醫療保險共存互補時，老年人的期望效用增大，使得他們願意在基本醫療保險報銷率提高的同時增加商業保險的購買量，這一現象我們稱為「收入效應」。儘管此時基本醫療保險報銷率的增加提高了商業保險的影子價格，但是由商業醫療保險帶來的預期收入增量要遠遠高於其價格的增幅，所以老年人效用增大了。

2. 報銷率之間的相互影響

首先，從商業醫療保險的報銷率 β 來看，對方程（2.3）中 β 求一階導數：

$$\frac{\mathrm{d}U}{\mathrm{d}\beta} = -p \cdot U'_0 \cdot g'_\beta \tag{2.11}$$

因為 $\dfrac{\mathrm{d}U}{\mathrm{d}\beta} > 0$，$U'_0 > 0$，所以 $g'_\beta < 0$，故不存在駐點，該函數為增函數。繼續求 β 的二階導數：

$$\frac{\mathrm{d}^2 U}{\mathrm{d}\beta^2} = p \cdot [U''_0 \cdot (g'_\beta)^2 + U'_0 \cdot g''_\beta] \tag{2.12}$$

因為 $U''_0 < 0$，$U'_0 > 0$，$g'_\beta < 0$，所以 $\dfrac{\mathrm{d}^2 U}{\mathrm{d}\beta^2} < 0$。該函數為凸函數，不存在最大值點，但存在極值點。令 $\dfrac{\mathrm{d}^2 U}{\mathrm{d}\beta^2} = 0$，得 $g_\beta^* = -\dfrac{U'_0}{U''_0}$。支付函數存在一個次優的報銷率，它等於疾病發生狀態下的邊際效用和邊際效用變動速度之比，同

時它也是函數的拐點。在 $(0, g_\beta^*)$ 區間內，效用函數下凹。在拐點處，效用函數隨著商業保險報銷率的改變而改變，所以商業保險報銷率不存在最優解。在 $(0, g_\beta^*)$ 區間內，期望效用隨著商業保險報銷率的提高而減少；在大於 g_β^* 的區間裡，期望效用則會隨著商業保險報銷率的提高而增大。

其次，我們將方程（2.11）與方程（2.8）相除有：

$$\frac{d\beta}{d\alpha} = -\frac{g'_\alpha - f'_\alpha}{g'_\beta} \qquad (2.13)$$

因為 $g'_\alpha - f'_\alpha > 0$，$g'_\beta < 0$，所以 $\frac{d\beta}{d\alpha} > 0$，這意味著基本醫療保險報銷率上調時，商業醫療保險的報銷率也會跟隨上調。對這一現象的恰當解釋是，基本醫保的報銷率上升將使得商業醫保的購買量下降，出於生存的考慮，商業醫療保險會採取「跟隨」戰略相應地提高其報銷率，以此來抵消基本醫療保險報銷率上調所帶來的負面影響。

2.2.3 結論與政策含義

（一）基本結論

此部分關注的重點是老年保障中基本醫療保險與商業醫療保險的相互關係、制約條件以及這一狀況下老年人的行為選擇。基本結論是在老人的醫療保障中，基本醫療保險與商業醫療保險呈現一種相互促進的合作關係。具體如下：

首先，商業保險的最優價格決定著其最優購買量。而商業醫保的最優價格則受到老人疾病發生概率的影響，當老年人疾病發生概率大於50%，保險價格小於最優定價，即 $\pi < \pi_0$ 時，基本醫保與商業醫保相互補；當老年人疾病發生概率小於50%，保險價格大於最優定價，即 $\pi > \pi_0$ 時，基本醫保與商業醫保相互替代。

其次，商業保險的購買量與基本醫療保險的報銷率之間存在互補性。商業醫療保險的購買量隨著基本醫療保險報銷率的上升而增加。這是因為商業保險的預期收入要大於基本醫保報銷額的增幅。

最後，二者的報銷率也存在著互補性。商業醫療保險不存在最優的報銷率，因而其效用函數隨著商業保險報銷率的改變而改變。次優報銷率的存在使商業醫療保險擁有豐富的價格彈性，當基本醫療保險提高報銷率時，商業醫療保險採用「跟隨」戰略也提高報銷率。

（二）政策含義

第一，針對老人開展商業醫療保險業務的關鍵在於清晰地界定基本醫療保

險與商業醫療保險的關係，因而二者並不是一種簡單的非此即彼的替代關係。

第二，保險公司在開發保險產品時，應充分考慮商業醫療保險的引入對老人消費預期和消費行為所產生的影響，並針對不同的需求，在保險費率、賠付方式、保險內容上開發出更富有彈性的醫療保險產品，使二者形成錯位發展的態勢。

由於此部分在建模中沒有考慮商業醫療保險的類別差異和補償方式的差異以及保險報銷中的免除額或起付點等問題，所以一些更有意義的結論可能被忽略掉，這需要在進一步的研究中加以完善。

2.3　醫療保障對醫療服務需求的影響研究

2.3.1　研究設計

（一）理論基礎

一般而言，醫療消費主要受兩方面因素的影響：經濟因素和健康狀況因素。其中健康狀況因素本身又要受到經濟收入因素的影響，因而經濟因素對醫療消費存在著兩種效應：一種是收入效應。隨著收入水平的提高，對健康的需求隨之增加，因而醫療支出水平提高。另一種是健康效應。通常收入較低的人，健康狀況較差，患病的概率更高，相應地患病后的醫療支出也更高。當健康效應強於收入效應時，醫療支出隨收入的增加而減少；反之，則表現為醫療支出隨收入的增加而增加。在兩種效應相當時，醫療支出與收入水平之間的關係不明顯。

老年人作為一類特殊的醫療消費群體，他們的醫療消費有著其自身的特殊性。正如科爾曼所言：「對於行動者而言，不同的行動有不同的『效益』，行動者的行動原則可以表述為最大限度地獲取效益。」中國的老年人大多經歷過一段時間的困難生活，加之勤儉節約的傳統文化讓他們的消費習慣表現出更為明顯的理性色彩。急遽變化的社會形態讓醫療消費中的城鄉身分差異和社會經濟地位差異日益明顯。在經濟理性的前提下，信息傳遞的失真、家庭人口稟賦因素以及社會經濟能力因素左右著老年人的消費行為。就信息傳遞的失真來說，信息的不充分、不對稱以及感性因素的影響，使得人們在「主觀上追求完全理性，但在客觀上只能做到有限理性」。所以老年人的醫療消費往往存在著理性與非理性的雙重邏輯。就家庭人口稟賦因素來說，老人的居住狀況和受教育程度是兩個重要維度。通常獨居老人的健康狀況比有伴侶的老人往往較

差；受教育程度低的人會更多地使用健康資本，致使健康資本的折舊率保持較高水平，從而表現為生病的概率更大，醫療支出數額更高。就社會經濟能力因素來說，由戶籍制度人為造成的城鄉分割使得城鄉老年人的醫療保障表現出明顯的不平衡性。截至 2010 年，城鎮老人的醫保覆蓋率為 74.1%，農村為 44.7%，農村僅為城市的一半。不同的醫療保障水平導致了差異化的醫療消費。

基於上述理論分析，此部分重點關注以下三個問題：醫療保險對老年人醫療消費的影響；商業醫療保險的需求制約因素；影響老年醫療消費的收入效應與健康效應。

(二) 模型與變量

根據前文我們可以得到一個關於老年人醫療消費決策的理論模型：

$C_m = f(\text{Econ}_i, \text{Heal}_i, \text{Demo}_i, \text{MeIn}_i, D_i, \varepsilon_i)$

在這個模型中，C_m 表示醫療消費支出，由 3 個子變量構成：老年人患病后是否接受治療、老年人的醫療支出總額和老年人醫療支出中的個人自付金額。Econ 表示影響老年醫療消費的經濟特徵因素，由人均年收入和家庭資產兩部分構成，其中家庭資產分為固定資產和金融資產兩部分。Heal 表示影響老年醫療消費的健康特徵因素，由老年人自我健康狀況評價和是否患有老年病兩項構成。Demo 表示影響老年醫療消費的人口特徵因素，由年齡、性別、受教育程度、城鄉差異和居住狀況等構成。在人口特徵因素中，MeIn 為影響老年醫療消費的醫療保險因素，用老年人醫療保險類別表示。這一因素具有顯著的中國特色。因為長期以來，中國的醫療保障都是公費醫療，而農村的醫療投入嚴重不足。在經濟轉型過程中，中國借鑑市場經濟發達國家的經驗在城鄉間構建了一張不同形式的「雙層結構」的醫療保障網。但是網路中的商業醫療保險發展遠遠趕不上市場經濟發達國家，這帶來的直接后果就是基本醫療保險對商業醫療保險的「擠出效應」非常顯著。因而考察醫療保險對老年人醫療消費的影響對於完善醫療保障網路是十分必要的。D 表示影響老年醫療消費的交叉因素，主要由三類交叉因子構成：第一類是是否購買商業醫療保險與自我健康狀況評價構成的交叉因子，第二類是是否購買商業醫療保險與受教育程度構成的交叉因子，第三類是是否購買商業醫療保險與是否患有老年病的交叉因子。ε 表示隨機誤差。變量具體情況參見表 2.1。

表 2.1　　　　　　　　　　　變量及統計分析

變量類型	變量名稱	定義	平均值	標準差
因變量	患病是否接受治療	0=未接受,1=接受	0.038	0.005
	醫療支出總額(元)		840.68	211.86
	醫療支出個人自付額(元)		640.43	175.51
自變量				
人口因子(Demo)	年齡	55~65=0;66~75=1;76~85=2;86以上=3	0.68	0.022
	性別	男性=0;女性=1	0.482	0.01
	受教育程度	文盲=0;接受過初等教育=1;接受過中等教育=2;接受過高等教育=3	0.66	0.02
	城鄉差異	城鎮=1;農村=0	0.19	0.01
	居住狀況	獨居(離婚、喪偶和未婚)=0;同居(已婚且同住和未婚且同住)=1	0.83	0.01
經濟因子(Econ)	人均收入(元)		10,606.33	515.23
	家庭固定資產(萬元)	房屋及其他固定財產	68.86	4.804
	家庭金融資產(萬元)	活期存款及有價證券	9.43	6.86
健康因子(Heal)	自我健康狀況評價	不知道=0;很差=1;差=2;一般=3;好=4;非常好=5	1.05	0.04
	是否患有老年病	患有=1;未患有=0	0.22	0.01
醫保因子(MeIn)	保險類別	城鎮職工醫療保險=1;城鎮居民醫療保險=2;新型農村合作醫療=3;公費醫療=4;商業醫療保險及附加(Private)=5	2.42	0.06
交叉因子(D)	商業醫療保險×自我健康狀況自評為不知道	健康狀況未知且有商業醫療保險的=1;健康狀況未知且未有商業醫療保險的=0	0.24	0.01
	商業醫療保險×自我健康狀況自評為很差	健康狀況很差且有商業醫療保險的=1;健康狀況很差且未有商業醫療保險的=0	0.06	0.01
	商業醫療保險×自我健康狀況自評為差	健康狀況差且有商業醫療保險的=1;健康狀況差且未有商業醫療保險的=0	0.08	0.01
	商業醫療保險×自我健康狀況自評為一般	健康狀況一般且有商業醫療保險的=1;健康狀況一般且未有商業醫療保險的=0	0.04	0.01
	商業醫療保險×自我健康狀況自評為好	健康狀況好且有商業醫療保險的=1;健康狀況好且未有商業醫療保險的=0	0.02	0.01
	商業醫療保險×自我健康狀況自評為非常好	健康狀況非常好且有商業醫療保險的=1;健康狀況非常好且未有商業醫療保險的=0	0.01	0.00
	商業醫療保險×未患有老年病	未患有老年病且有商業醫療保險的=1;未患有老年病且未有商業醫療保險的=0	0.34	0.01
	商業醫療保險×患有老年病	患有老年病且有商業醫療保險的=1;患有老年病且未有商業醫療保險的=0	0.10	0.01
	商業醫療保險×文盲	文盲且有商業醫療保險的=1;文盲且未有商業醫療保險的=0	0.21	0.01

表2.1(續)

變量類型	變量名稱	定義	平均值	標準差
交叉因子 (D)	商業醫療保險×接受初等教育	接受過初等教育且有商業醫療保險的=1；接受過初等教育且未有商業醫療保險的=0	0.16	0.01
	商業醫療保險×接受中等教育	接受過中等教育且有商業醫療保險的=1；接受過中等教育且未有商業醫療保險的=0	0.06	0.01
	商業醫療保險×接受高等教育	接受過高等教育且有商業醫療保險的=1；接受過高等教育且未有商業醫療保險的=0	0.01	0.00

2.3.2 計量方法

商業醫療保險的角色扮演問題採用 Logistic 迴歸模型來分析。Logistic 迴歸模型如下：

$$\text{logit}(P) = \alpha + \beta_1 \text{Demo} + \beta_2 \text{Econ} + \beta_3 \text{Heal} + \beta_4 \text{Others} + \xi_i$$

醫療保障的收入效應和健康效應問題採用 Heckman 提出的兩步估計樣本選擇模型（Heckman Two-Step Estimation）進行分析。在調查數據中，由於存在著老年人患病後未接受治療以及接受治療後醫療支出為0的情況，因而直接採用 OLS 建立迴歸模型就會存在著選擇性偏誤問題和內生性問題。為了解決這個問題，此部分採用 Heckman 提出的兩步估計樣本選擇模型建模，通過構造逆米爾斯比率（Inverse Mill's Ration）的選擇項對不可觀測的選擇性進行控制，從而消除選擇性偏誤與內生性問題。Heckman 模型由選擇方程和支出方程兩部分構成，其核心思想是：第一步，先利用整體樣本的 Probit 分析，構造一個基於理論的概率模型，並由此預測每個人發生某事件的概率；第二步是把這些預測概率加到原來的模型中去，作為新的自變量，由此就得到更確切的統計模型。

選擇方程：當 $z_1^* = W_1 \times \alpha_1 + \varepsilon_1$，$z_1 = 1$，否則 $z_1 = 0$

支出方程：當 $z_1 = 1$，$\ln y_1 = X_1 \times \beta_1 + \mu_1$

其中 ε_1；$\mu_1 \sim N^2(0, 0; 1, \sigma^{21}, \rho)$。可知

$$E(\ln y_1 z_1 = 1, X_1, W_1) = X_1 \times \beta_1 + \rho \times \sigma_1 \times \varphi(W_1\alpha_1)/\Phi(W_1\alpha_1)$$

其中 φ 是標準正態密度函數，Φ 是標準正態分佈函數。所有估算採用 STATA 軟件。

2.3.3 實證結果

(一) 商業醫療保險的描述性分析

1. 擁有情況

根據世界衛生組織的劃分,我們將 60~74 歲的老年人稱為年輕老年人;將 75~89 歲的老年人稱為老老年人;將 90 歲以上的老年人稱為長壽老年人。在所有老年人中,年輕老年人擁有商業醫療保險的比例最高(見表 2.2)。而在所有的醫療保險類別中,商業性質的醫療保險占比也最大,而具有公共福利性質的醫療保險占比很小。

表 2.2　　　　不同年齡段擁有的保險類別(%)

	55~65 歲	66~75 歲	76~85 歲	86 歲以上	總計
城鎮職工醫療保險	2.65	1.13	1.01	0.13	4.92
城鎮居民醫療保險	0.25	0.02	0.23	0.01	0.51
新型農村合作醫療	6.31	3.40	2.14	0.25	12.10
公費醫療	0.47	0.01	0.13	0.02	0.63
商業醫療保險及附加	43.13	23.46	12.48	2.77	81.84

老年人購買商業醫療保險的目的性很強。健康狀況自評為「很差」和「差」的老年人購買商業醫療保險的意願最高(見表 2.3)。

表 2.3　　　　不同健康狀況自評下的保險類別(%)

	很差	差	一般	好	非常好
城鎮職工醫療保險	1.93	1.93	1.1	0.83	0.01
城鎮居民醫療保險	0.02	0.55	0.28	0.01	0.01
新型農村合作醫療	4.41	4.41	2.2	0.83	0.55
公費醫療	0.28	0.01	0.02	0.28	0.01
商業醫療保險及附加	23.42	32.23	14.6	7.88	2.2

2. 購買情況

從收入水平分析,購買醫療保險的老年人呈現出兩極分化的特點(見表 2.4):高收入人群(人均收入超過 5,000 元)與低收入人群(人均收入低於 2,000 元)的購買意願強烈。這體現出兩種不同的保障態度:低收入群體購買醫療保險的目的是獲得基本的醫療保障,屬於自發性需求;而高收入群體購買醫療保險的目的是獲得更加全面的醫療保障,屬於引致性需求。

表2.4　　　　　　　　　不同收入與醫保類型（%）

	0~1,000元	1,000~2,000元	2,000~3,000元	3,000~4,000元	4,000~5,000元	5,000元以上
城鎮職工醫療保險	0.01	0.13	0.38	0.25	0.25	3.89
城鎮居民醫療保險	0.03	0.01	0.02	0.01	0.02	0.5
新型農村合作醫療	1.38	1.26	1.26	1.88	0.5	5.9
公費醫療	0.01	0.04	0.01	0.02	0.01	0.63
商業醫療保險及附加	14.2	9.3	6.28	8.29	4.77	38.76

從受教育程度與購買醫療保險的關係來看（見表2.5），受教育程度越低的老年人購買商業醫療保險的比例越高，而受教育程度越高的老年人購買比例反而越低。受教育程度高的老年人往往在退休前有著較好的職業環境，相應地，其退休後享受到的醫療保障也較好。而受教育程度低的老年人在退出職業前工作往往較差，退休後只能享受到有限的醫療保障或是根本享受不到醫療保障，這導致他們自發尋求醫療保障的意願十分強烈。這印證了醫療消費的健康效應：受教育程度低的老年人患病概率更大，醫療支出更高，因而更需要保險來分散經濟風險。

表2.5　　　　　　不同受教育程度與醫保類別（%）

	文盲	接受過初等教育	接受過中等教育	接受過高等教育
城鎮職工醫療保險	1.41	0.87	0.2	0.13
城鎮居民醫療保險	0.07	0.2	0.04	0.01
新型農村合作醫療	3.16	2.69	0.61	0.01
公費醫療	0.2	0.13	0.01	0.03
商業醫療保險及附加	20.86	16.35	5.92	0.54

(二) 商業醫療保險的決定因素

1. 購買商業醫療保險的影響因素

通過 Logistics 迴歸模型（見表2.6）我們可以發現影響老年人購買商業醫療保險的因素有性別、居住狀況、健康狀況、城鄉差異以及人均收入等6個。

首先，就性別因素和居住狀況因素來說，居住狀況因素的影響程度高於性別因素的影響程度，其彈性系數分別為-0.295和-0.197。這兩個因素都呈現負相關關係，即因素每變化一個等級，購買商業醫療保險的意願就分別下降0.295%和0.197%。相對於老年女性和同居老年人來說，老年男性和獨居老年人購買商業醫療保險的意願更強烈。可能的解釋是：①男性進入老年後其身體

狀況的惡化速度較女性更快，這導致其疾病發生概率更高；②獨居老人缺少伴侶的照顧，心理上的不適會放大生理上原本並不嚴重的疾患，從而導致發病概率提高。

表 2.6　　　　　　　　　　商業醫療保險的影響因素

	系數	標準差	$P>|z|$
性別	−0.197	0.117	0.092
居住狀況	−0.295	0.127	0.021
城鄉差異	0.292	0.149	0.050
是否患有老年病	−0.015	0.128	0.909
55~65 歲	0.034	0.164	0.837
66~75 歲	−0.024	0.172	0.891
86 歲以上	0.049	0.338	0.884
文盲	−0.128	0.195	0.510
接受過初等教育	−0.221	0.181	0.221
接受過高等教育	−0.210	0.519	0.686
不清楚自己的健康狀況	0.358	0.243	0.141
健康狀況自評很差	0.610	0.282	0.030
健康狀況自評差	0.437	0.264	0.098
健康狀況自評一般	0.115	0.291	0.692
健康狀況自評很好	0.261	0.515	0.612
年人均收入	0.000	0.000	0.026
個人固定資產	0.000	0.000	0.162
家庭金融資產	0.000	0.000	0.543
常數項	−0.066	0.335	0.843
對數似然值 = −999.677,05		Prob > chi2 = 0.005,5	

其次，從健康狀況因素來說，身體「差」和身體「一般」的老年人購買商業醫療保險的意願十分強烈，其彈性係數分別是 0.610 和 0.437，這與理論分析和描述性分析的結論基本一致，即身體健康狀況越差的老年人對醫療保障的指向性也越強。特別是那些缺少基本醫療保險的老年人，他們通常將商業醫療保險作為第一保障，而非將其作為補充保障來對待。

再次，就城鄉差異來說，當老年人由農村戶口轉為城鎮戶口時，其購買商業醫療保險的意願將上升 0.292%。隨著居住環境的改變，老人的思想意識也

隨著發生變化，其對待醫療保障的認知也相應提高。

最後，從老年人的人均收入因素看，收入差異對老年人的購買意願有影響，但是影響不明顯，其相關係數小於 0.001。這說明商業醫療保險的購買意願與經濟狀況不密切，決定因素在於人口稟賦因素。

（三）醫療消費的實證結果

表 2.6 所示是醫療保險對老年人的醫療消費的影響分析。在這部分，我們分別從醫療總支出和個人醫療支出兩個方面來分析。

1. 基本醫療保險的作用

從醫療總支出模型和個人醫療支出模型看，在選擇方程中，「是否擁有醫療保險」這一變量都通過了顯著性檢驗，呈現出正相關關係：保險擁有率每提高 1%，分別會有 1.294% 和 1.068% 的老年人提高他們的醫療利用率。這說明醫療保險對於老年人的就醫選擇起到了積極顯著的正向作用。這與劉國恩的結論一致。在支出方程中，該變量每提高 1%，老人的醫療總支出就會下降 1.875%，個人醫療支出下降 2.203%。但遺憾的是該變量未能通過顯著性檢驗，這說明「擁有醫療保險與否」並不能降低老年人的醫療支出水平。從具體的保險類別來看，城鎮職工醫療保險、新型農村合作醫療和公費醫療在醫療總支出方程中雖然通過了顯著性檢驗，但它們對醫療支出的降低沒有產生任何作用。城鎮職工醫療保險、新型農村合作醫療和公費醫療的擁有率每提高 1%，老年人的總醫療支出費用就將提高 4.913%、5.329% 和 5.453%，而且它們對個人醫療支出沒有任何影響。商業醫療保險在醫療總支出模型的支出方程和個人醫療支出模型中均通過了顯著性檢驗：其擁有率每提高 1%，就醫率會提高 0.262%，同時醫療總支出將增加 1.094%，個人醫療支出將增加 0.983%。商業醫療保險與基本醫療保險對老人醫療行為影響的區別在於前者帶來的醫療支出增幅遠遠低於後者所帶來的增幅。醫療保險的作用應該是通過風險分擔的方式來降低保險持有人的醫療支出成本，但上述結果卻與事實背道而馳，這是一個值得思考的問題。

解釋之一：「貨幣幻覺」造成老年人醫療行為的非理性。「貨幣幻覺」是指人們在名義上感覺醫療支出減少了，於是不斷增加醫療服務，最終導致實際支出並未減少反而上漲的一種心理反應。下面我們從醫療支出水平和醫療服務利用率兩個方面來分析非理性的醫療行為。

首先從醫療支出水平來看。在沒有醫保之前，老人的醫療費用通常由自己或子女負擔。因而在醫療服務的選擇上比較謹慎，對收費較高的醫療服務有著本能的迴避心態。當他們擁有了基本醫療保險之後，醫療費用中的自負比例相

對於之前有所下降。「貨幣幻覺」使得他們此時傾向於選擇價格更高的醫療服務。但是醫療保險通常採用共付制度，報銷比例存在一個上限。這樣一來，對於以重大疾病和慢性病為主的老年病來說，即便按照最高比例報銷醫療費用，其自付部分的絕對數仍然巨大，從而導致醫療支出在事實上快速上升。

其次從醫療服務利用率來看。對於普通的城鎮、農村老年人來說，在未擁有醫療保險之前他們的醫療服務利用率很低：有病不醫，大病小治，小病不治。當擁有了醫療保險之後，「貨幣幻覺」會讓他們醫療服務的主動利用率明顯上升。其中一個顯著的表徵就是擁有醫保之前，老年人很少定期做全面的身體檢查；即便是檢查也是在感到身體有些不適但又一時找不出病因時才為之。擁有醫保之後，「貨幣幻覺」讓更多的老年人選擇定期的、更為全面的身體檢查，從而推高了醫療支出。

解釋之二：公費醫療引發的誘導需求和過度消費。公費醫療是公務員和事業單位退休人員享受的一項福利。他們的一切醫療支出都由公費負擔，無須自己支出或者支出部分極低。對於體制內的老年人來說，公費醫療讓它們傾向於選擇價格較高的醫療服務或是選擇與治療手段不對等的醫療服務。與此同時，作為醫療供給方的醫院出於經濟因素的考慮也樂見其成。因而醫療機構的誘導需求和患者的過度消費推高了醫療支出水平。

解釋之三：商業醫療保險的高門檻限制。商業醫療保險本身具有技術含量高、開發難度大、不確定因素多的特點，而且商業醫療保險在老年人的投保中往往設定了許多限制條款，從而導致賠付比例有限。從前面的描述性分析可以看出，購買商業醫療保險的老人主要有兩類：一類是為了獲得更全面保障的高收入群體，另一類是不得不將商業醫療保險視為第一保障的低收入群體。

2. 商業醫療保險的作用

就商業醫療保險本身來說，它對老年人的醫療選擇和支出沒有任何影響。但是通過健康狀況和受教育程度的交互作用商業醫療保險表現出兩種截然不同的效用。

第一，商業醫療保險與健康狀況的交互作用顯示：身體健康狀況不佳的老年人在購買了商業醫療保險之後，他們的醫療總支出將出現不同程度的非線性上升。上升幅度最大的是自我健康狀況評價「很差」的老年人，上升幅度為 5.625%，其后依次是評價為「一般」「差」和「不知道」的老年人。商業醫療保險導致醫療支出上漲的原因既有貨幣幻覺導致的非理性因素，又有商業醫療保險本身的條款約定。

第二，商業醫療保險與受教育程度的交互作用顯示：接受過教育的老年人

在購買了商業醫療保險后，其個人醫療支出部分將大幅度下降，平均下降幅度為5.743%，但是下降幅度與受教育程度不存在線性相關性。這說明在商業醫療保險的使用上，受過教育的老人更懂得如何使用醫療保險，因而使用效率更高。

3. 經濟因素

我們從流動資產和固定資產兩個方面來考察醫療消費的收入效應。其中流動資產由年人均收入和家庭金融資產兩部分構成。

從流動資產狀況來看，①年人均收入的增長有助於提高老年人的就醫利用水平，但效果不顯著：收入水平每上漲1%，就醫利用水平僅分別上漲0.026%和0.02%。②醫療支出水平並未隨著收入水平的提高而提高。③老年人持有的金融資產對其就醫利用率和醫療支出沒有影響。由此可見，醫療支出的收入效應不顯著。

從固定資產狀況來看，固定資產較多的老年人其醫療成本相對較低，彈性系數分別為-0.102和-0.085。對這一現象我們從即期消費能力和遠期消費能力兩個方面來分析。流動資產越多意味著老年人的即期消費能力越強，固定資產越多意味著遠期消費的保障越高。當老年人發生輕微疾病時，強有力的即期消費能力能讓老人避免有病不醫的情況發生；而當老年人發生重大疾病或慢性病時，固定資產發揮著心理保障的作用，可以讓老年人安心接受治療而不必為高額的醫療費用擔心。

4. 健康狀況因素

模型顯示，老年人的健康狀況與就醫利用水平呈現顯著負相關關係。無論健康狀況自評如何，就醫利用率彈性系數均為負數，說明老年人的就醫意願普遍偏低。同時，健康狀況與醫療支出之間沒有顯著的相關性。總體看來，醫療支出的健康效應也不明顯。對這一情況的可能解釋是醫療服務的就醫替代性。中國的醫療服務有中國傳統醫學與西方醫學之分。民間普遍存在的觀念是對於那些具有器質性病變的疾病才選擇西醫，否則選擇中醫。這一觀念在老年人中更是根深蒂固。正是這種替代性讓老年人的就醫順序表現為：首先自查，自己治療；當自己解決不了后再找中醫問診；當中醫排除為普通疾病后，再上醫院選擇西醫治療。

老年人醫療消費的Logit估計結果如表2.7所示。

表 2.7　　　　　　　　　　　　　　Logit 估計結果

	醫療總支出模型				個人醫療支出模型			
	選擇方程		支出方程		選擇方程		支出方程	
	系數	標準誤	系數	標準誤	系數	標準誤	系數	標準誤
是否擁有基本醫療保險	1.294**	0.564	-1.875	1.29	1.068**	0.515	-2.203	3,623.048
是否擁有商業醫療保險	-0.194	0.444	-	-	-0.286	0.344	-	-
性別	0.045	0.029	0.013	0.119	0.045*	0.026	-0.001	0.117
55~65 歲	-0.018	0.046	-0.179	0.325	-0.026	0.043	-0.379	0.329
66~75 歲	-0.046	0.048	-0.215	0.325	-0.032	0.041	-0.316	0.329
76~85 歲	-	-	0.037	0.332	-	-	-0.102	0.337
86 歲以上	-0.006	0.083	-	-	0.02	0.072	-	-
城鄉差異	-0.02	0.037	-0.001	0.151	0.002	0.035	0.126	0.15
居住狀況	0.012	0.035	0.136	0.132	0.006	0.031	0.143	0.131
文盲	0.041	0.203	0.327	0.416	-0.073	0.06	0.397	0.424
接受過初等教育	0.063	0.205	0.204	0.41	-	-	0.316	0.419
接受過中等教育	0.066	0.224	-	-	-0.135	0.108	-	-
接受過高等教育	-	-	0.246	0.948	0.006	0.161	-5.187	-
健康狀況自評很差	-0.450*	0.239	-0.412	0.95	-0.422**	0.215	-0.492	1.03
健康狀況自評差	-0.566**	0.26	-0.765	0.984	-0.624**	0.246	-1.224	1.066
健康狀況自評一般	-0.453*	0.245	-0.333	0.967	-0.419*	0.22	-0.436	1.05
健康狀況自評好	-0.544**	0.258	-0.462	1.016	-0.507	0.231	-0.522	1.098
健康狀況自評很好	-0.445	0.265	0.149	1.006	-0.389	0.241	0.059	1.078
年人均收入	0.026*	0.014	0.074	0.045	0.020*	0.012	0.069	0.045
家庭金融資產	0.000	0.000	0.000	0.000	0.000**	0.000	0.000	0.000
個人固定資產	-0.008	0.014	-0.102**	0.039	-0.001	0.011	-0.085**	0.038
是否患有老年病	-0.013	0.069	0.094	0.266	0.03	0.066	0.274	0.272
城鎮職工醫療保險	0.044	0.236	4.913***	1.267	-0.087	0.199	4.744	3,623.048
城鎮居民醫療保險	0.324	0.393	22.645	-	0.236	0.345	23.482	6,366.105
新型農村合作醫療	0.154	0.248	5.329***	1.289	0.173	0.222	5.901	3,623.048
公費醫療	0.415	0.305	5.453***	1.457	-0.063	0.25	4.847	3,623.048
商業醫療保險及附加	0.344	0.126	1.094**	0.367	0.262**	0.108	0.983**	0.332
商業醫療保險×健康狀況自評很差	0.548	0.289	5.625***	0.618	0.615**	0.261	11.871	3,623.048
商業醫療保險×健康狀況自評差	0.346	0.285	4.898***	0.573	0.32	0.255	10.744	3,623.048
商業醫療保險×健康狀況自評一般	0.437	0.296	4.934***	0.674	0.411	0.264	10.724	3,623.048
商業醫療保險×健康狀況自評好	0.312	0.326	4.385	-	0.237	0.302	10.063	3,623.048
商業醫療保險×健康狀況自評很好	-	-	9.663	-	-	-	15.605	-
商業醫療保險×未患有老年病	-0.05	0.077	0.044	0.306	-0.018	0.07	0.138	0.309
商業醫療保險×患有老年病	-	-	7.250*	1.250	-	-	13.089*	0.899

表2.7(續)

	醫療總支出模型				個人醫療支出模型			
	選擇方程		支出方程		選擇方程		支出方程	
	系數	標準誤	系數	標準誤	系數	標準誤	系數	標準誤
商業醫療保險×接受初等教育	-0.186	0.245	-0.381	1.081	-0.051	0.109	-5.820***	0.746
商業醫療保險×接受中等教育	-0.203	0.246	-0.302	1.093	-0.113	0.11	-5.751***	0.749
商業醫療保險×接受高等教育	-0.208	0.263	-0.173	1.145	—	—	-5.658***	0.636
常數項	-1.468*	0.788	-2.904**	1.134	-1.089	0.719	-2.952	1.203
Log likelihood	-359.091				-340.297			
R^2	0.647				0.667			
mills lambda			0.591**	0.26			0.451*	0.231

註：***、**、*分別表示1%、5%、10%水平下顯著；0.000表示該值小於0.001

2.3.4 結論與啟示

此部分利用CHARLS提供的中國健康與養老追蹤調查數據，採用Logistics迴歸模型和兩步估計樣本選擇模型分析了醫療保障對老年人醫療消費的影響與制約。通過分析我們發現，在醫療消費的影響因素中，除了經濟因素在中國老人中表現不明顯外，其他因素差異不大；在醫療保險的使用效率上，中國老人醫療行為的趨同性更強。具體如下：

（1）醫療保險顯著地增加了老年人的就醫利用水平，但是對於減輕老年人的醫療負擔作用不明顯，相反在某種程度上還增大了老年人的醫療支出水平。特別是基本醫療保險帶來的醫療支出增幅遠遠超過商業醫療保險所帶來的增幅。原因有三：一是「貨幣幻覺」引發的非理性導致自發性醫療利用水平顯著增加；二是由醫療保障的「雙軌制」引發的誘導需求和過度消費導致醫療利用水平大幅度上升；三是商業醫療保險的高門檻導致的理賠限制。這給我們的啟示是：在醫療保障體系的制度安排中，我們應該認清基本醫療保險和商業醫療保險各自的業務邊界，合理確定二者銜接與轉換的條件，釋放明確的政策信號，既滿足老年人對醫療服務的利用，又最大限度地降低醫療支出，節約社會醫療資源，控制社會醫療費用。

（2）影響老年人購買商業醫療保險的因素主要取決於人口稟賦因素而非經濟狀況因素。人口稟賦因素中的性別因素、居住狀況因素以及受教育程度因素起著明顯的負相關作用，健康狀況因素和城鄉差異因素起著顯著的正相關作用。要想加快商業醫療保險的發展除了政策支持之外，關鍵還在於保險公司的產品創新：一方面，應針對中國市場的特點開發滿足不同地區、不同層次、不

同人群需求的保險產品，設計出科學合理的保險條款和費率標準；另一方面，我們應加大商業保險使用知識的宣傳、教育力度，讓老年人懂得如何正確使用商業醫療保險才能最大限度地降低自己的醫療支出。

（3）商業醫療保險通過與人口稟賦因素的交互作用間接影響老年人的醫療消費。它與健康狀況的交互作用表現為正相關，總醫療支出的平均上漲幅度為5.15%，這與商業醫療保險的條款約定相關。它與受教育程度的交互作用表現為負相關，個人醫療支出的平均下降幅度為5.743%。這說明為老人營造一個溫馨的居住氛圍，使之身心愉悅是減少老年人醫療消費的一個有效手段。這為養老模式的選擇提供了科學依據。

（4）老年醫療消費的健康效應強於收入效應。健康效應的顯著性體現在醫療服務利用率上而不是醫療支出方面，這根源於醫療服務的就醫替代性。收入效應的不顯著性根源於老年人的消費傾向以及他們對即期消費與遠期消費的理性分配。

3 老年人的就醫行為研究

3.1 初次就診目的地的選擇

長期以來，城鄉公共服務的不均衡造成農村老人的醫療保障水平遠遠落後於城鎮老人，使得農村老人日益增長的醫療服務需求得不到有效滿足。大量研究表明，醫療費用的迅速上漲加重了農村老人的醫療經濟負擔，從而使得超過33.58%的農村老年患者應就診而未就診，5.89%的老年患者應住院而未住院。在新型城鎮化全力推進的當下，開展農村老人醫療保障方面的調查研究，對於提高醫療政策的社會評判力、避免決策缺失以及推進醫療保障均衡的主流化進程有著十分重要的意義。此部分通過調查農村老人初次就診目的地及影響因素，找尋阻礙農村老人的醫療服務需要向現實需求轉化的障礙性因素。

3.1.1 研究設計

(一) 數據說明

本部分選用2011年的全國基線調查數據。剔除60歲以下（含60歲）及缺乏相關變量的數據後的有效樣本數為7,665個。全部樣本情況是：①男性3,847人，占比50.2%；女性3,818人，占比49.8%。其中農村老人5,785人，占75.5%；城鎮老人1,880人，占比24.5%。②60~75歲的有6,332人，占82.6%；76~89歲的有1,276人，占16.7%；89歲以上的有57人，占0.7%；樣本以中低年齡段老人為主。③教育水平為文盲的占36.9%，為2,830人；接受過初等教育的為1,474人，占19.2%；接受過中等教育的為921人，占12.1%；接受過高等教育的為2,440人，占31.8%。④獨居老人為1,995人，占26%；同居老人為5,670人，占74%。⑤擁有社會醫療保險的有6,221人，占81.2%；擁有商業醫療保險的有204人，占2.7%。其人均年收入平均為

40,211 元，標準差為 22,582.35 元。

其中，農村老年人樣本情況是：男性 2,815 人，占 49%，女性 2,970 人，占 51%；60~75 歲的有 4,792 人，占 83%，76~89 歲的有 947 人，占 16%，89 歲以上的有 46 人，占 1%；教育水平中文盲占 44%，為 2,555 人，接受過初等教育的為 1,249 人，占 22%，接受過中等教育的為 1,935 人，占 33%，接受過高等教育的 46 人，占 1%；獨居老人 1,589 人，占 27%，同居老人 4,196 人，占 73%；擁有新農合的 5,717 人，占 99%，新農合實現廣覆蓋；戶均年收入 52,771 元，標準差 29,920 元。

（二）計量方法

在 STATA 軟件中採用隊列分析，通過樣本均值 t 檢驗來考察隊列老人初次就診選擇的性別差異：差異（diff）= Mean（女）−Mean（男）。多項 Logit 模型分析影響老人的初次就診目的選擇的因素及其程度。因變量共 4 個，分別是自我治療（包含自己買藥治療、利用民間方法治療和不治療三種情況）、村診所、鄉鎮衛生院和二級以上醫院（包含綜合醫院、專科醫院和中醫院）。自變量共 7 個，分別是人口變量（包括性別、年齡、受教育程度、婚姻狀況、居住狀況）、經濟變量（包括戶均年收入、有無固定資產和流動資產價值）、醫保變量（有無新農合）、代際支持變量（包括家庭規模和子女是否給予經濟資助）、健康變量（包括健康狀況自我評價和是否有既往病史）、醫療負擔變量（門診費用）和醫療利用便利變量（包括到醫療機構的距離和花費）。此部分的醫療服務價格水平用醫療服務費用和藥品費用表示。前一個指標由「過去一個月門診總費用」反應，后一個指標由「過去一個月門診藥費」反應，其中「過去一個月門診總費用」包含了「過去一個月門診藥費」。對就診目的地的可及性用「到就診目的地距離」和「到就診目的地單程交通費」兩項指標衡量。

3.1.2　研究結果

（一）城鄉老人的就診行為

1. 自我治療

從表 3.1 看，低齡段（60~74 歲）老人在自我治療的初次就診選擇中存在著統計學意義上的性別差異。男性老人選擇自我治療的比例高於女性，特別是低齡段（60~74 歲）男性老人更傾向於選擇自我治療。其餘年齡段老人的自我治療選擇不存在性別差異。

表 3.1　　　　　　　　　　自我治療的隊列分析

	樣本量	$\bar{x}$	Sx	95% CI	
60~74 歲					
女	3,143	0.76	0.01	0.74	0.77
男	3,189	0.79	0.01	0.77	0.80
性別差異 T 檢驗		$t=0.80$		P<0.05（diff<0）	
75~89 歲					
女	639	0.76	0.02	0.73	0.79
男	637	0.80	0.02	0.77	0.83
性別差異 T 檢驗		$t=-1.66$		ns.	
90 歲以上					
女	36	0.69	0.08	0.54	0.85
男	21	0.67	0.11	0.45	0.89
性別差異 T 檢驗		$t=0.21$		ns.	

註：ns. 表示不顯著

2. 私人診所

從表 3.2 看，中齡段（75~89 歲）老人在私人診所的選擇中存在著性別差異，其餘年齡段老人在選擇中不存在性別差異。女性選擇私人診所的比例明顯高於男性，即中齡段（75~89 歲）的女性老人更願意選擇私人診所進行初次就診。

表 3.2　　　　　　　　　　私人診所的隊列分析

	樣本量	$\bar{x}$	Sx	95% CI	
60~74 歲					
女	3,143	0.68	0.04	0.61	0.76
男	3,189	0.62	0.04	0.56	0.69
性別差異 T 檢驗		$t=1.17$		ns.	
75~89 歲					
女	639	0.58	0.08	0.43	0.73
男	637	0.43	0.07	0.30	0.56
性別差異 T 檢驗		$t=1.52$		P<0.05（diff>0）	
90 歲以上					
女	36	1.17	0.44	0.27	2.06
男	21	0.67	0.46	-0.29	1.63
性別差異 T 檢驗		$t=0.74$		ns.	

註：ns. 表示不顯著

3. 初級醫院

從表 3.3 看，低齡段（60~74 歲）和中齡段（75~89 歲）老人選擇初級醫院作為初次就診場所在統計上具有顯著性，而高齡段老人的選擇則在統計上不顯著。在低齡段（60~74 歲）和中齡段（75~89 歲）老人中，相較於男性，女性更願意選擇初級醫院進行初次就診。

表 3.3　　　　　　　　　　初級醫院的隊列分析

	樣本量	$\bar{x}$	Sx	95% CI	
60~74 歲					
女	3,143	0.07	0.01	0.06	0.08
男	3,189	0.06	0.00	0.05	0.07
性別差異 T 檢驗		$t=2.14$		$P<0.05$（diff > 0）	
75~89 歲					
女	639	0.08	0.01	0.06	0.10
男	637	0.06	0.01	0.04	0.07
性別差異 T 檢驗		$t=1.77$		$P<0.05$（diff > 0）	
90 歲以上					
女	36	0.11	0.05	0.00	0.22
男	21	0.19	0.088	0.007	0.373
性別差異 T 檢驗		$t=-0.82$		ns.	

註：ns. 表示不顯著

4. 二級以上醫院

表 3.4 顯示，無論是低齡段（60~74 歲）、中齡段（75~89 歲）還是高齡段（90 歲以上）老人，在初次就診中選擇二級以上醫院的行為不具有統計學意義上的性別差異。無論哪類老人，到二級以上醫院進行就診都是他們一致的選擇。

表 3.4　　　　　　　　　二級以上醫院的隊列分析

	樣本量	$\bar{x}$	Sx	95% CI	
60~74 歲					
女	3,143	0.07	0.01	0.06	0.08
男	3,189	0.07	0.00	0.06	0.08
性別差異 T 檢驗		$t=0.21$		ns.	
75~89 歲					
女	639	0.08	0.01	0.06	0.10

表3.4(續)

	樣本量	$\bar{x}$	Sx	95% CI	
男	637	0.08	0.01	0.06	0.11
性別差異 T 檢驗		$t=-0.54$		ns.	
90歲以上					
女	36	0.03	0.03	-0.03	0.08
男	21	0.10	0.07	-0.04	0.23
性別差異 T 檢驗		$t=-1.10$		ns.	

註：ns. 表示不顯著

（二）農村老人的就診行為

1. 醫療服務價格水平

農村老人過去一個月的門診費用平均為55元。其中，鄉鎮衛生院的門診費用最低，為44.45元；二級以上醫院的門診價格最高，為67.10元。在農村，老人過去一個月門診藥費平均為31.35元，其中，自我治療方式的藥費最高，為52.83元；在二級以上醫院的藥費最少，為7.84元。門診總費用中的藥費占比平均為56.67%。自我治療方式的藥費占比最高，為93.38%；而二級以上醫院的藥費占比最低，為16.68%。可見，農村老人門診花費主要用於藥品消費，二級以上醫院的門診費用主要用於檢查診治等非藥品費用（詳見表3.5）。

表3.5　　　　　　　　醫療服務價格水平統計結果

		自我治療	村診所	鄉鎮衛生院	二級以上醫院
過去一個月門診總費用	觀測值（人）	4,452	604	385	268
	平均值（元）	56.58	53.18	44.45	67.10
過去一個月門診藥費	觀測值（人）	4,292	579	373	263
	平均值（元）	52.83	30.59	34.15	7.84
藥費占門診費用比重（%）		93.38	57.52	76.83	11.68

2. 就診目的地的可及性

就診目的地平均距離為11.98千米，平均交通花費為5.41元。其中，村診所的平均距離為2.93千米，交通費基本為0。鄉鎮衛生院的平均距離為4.22千米，平均交通費用為2.42元。而二級以上醫院的平均距離達到了40.59千米，平均交通費用為18.55元（詳見表3.6）。

表 3.6　　　　　　　　就診目的地可及性統計結果

		自我治療	村診所	鄉鎮衛生院	二級以上醫院
就診目的地距離	觀測值（人）	4,451	599	378	261
	平均值（千米）	0.18	2.93	4.22	40.59
去就診目的地交通支出	觀測值（人）	4,452	602	381	261
	平均值（元）	0.07	0.61	2.42	18.55

（三）農村老人的性別差異

從表 3.7 看（僅給出通過性別差異顯著性檢驗的結果）：低齡段農村老人在初次就診選擇中存在著統計學意義上的性別差異。在自我治療的選擇中，男性強於女性；在村診所的選擇中，女性強於男性。其餘年齡段老人的初次就診選擇不存在顯著的性別差異。

表 3.7　　　　　　　　　　隊列分析結果

60~74 歲		自我治療		村診所
女（$N=2,402$）		0.75		0.82
	$t=-2.75$		$t=1.55$	
男（$N=2,390$）		0.78		0.72
性別差異 T 檢驗		$P<0.05$（diff< 0）		$P<0.1$（diff>0）

（四）多項 Logit 分析

此部分以「自我治療」作為對照組，分析農村老人初次就診目的地選擇的影響因素。在迴歸結果中給出相對風險比率（RRR），表示自變量變化一個單位時，選擇項與對照組相比發生的相對概率。從表 3.8 看（僅給出通過顯著性檢驗的變量），農村老人在正式醫療的選擇上更傾向於村診所和二級以上醫院，較少選擇鄉鎮衛生院。

1. 村診所

對照自我治療，將村診所作為初次就診目的地的農村老人中，既往病史差異、到就診目的地的距離差異具有統計學意義，影響為正；受教育程度差異、健康狀況自評差異和交通支出差異具有統計學意義，影響為負。

2. 鄉鎮衛生院

對照自我治療，將鄉鎮衛生院作為初次就診目的地的老人中，受教育程度差異和既往病史差異具有統計學意義，影響為正；婚姻居住狀況差異[①]和健康

---

① 婚姻居住狀況包括同居（已婚同住、未婚同住）和獨居（離婚、喪偶和未婚）兩種情況。

表 3.8　　　　多項 Logit 模型迴歸結果（對照組：自我治療）

	村診所		鄉鎮衛生院		二級以上醫院	
	系數	RRR	系數	RRR	系數	RRR
年齡						
60~74 歲	-0.10	0.91	1.20	3.32	-1.51	0.22**
受教育程度						
中等教育	-0.55	0.58**	0.50	1.66**	-0.26	0.77
婚姻居住狀況						
同居	-0.04	0.97	-0.23	0.79*	0.36	1.43*
經濟變量						
過去一年總收入（元）	0.00	1.00	0.00	1.00	0.05	1.05**
健康需求變量						
健康自評非常好	-1.42	0.24***	-2.56	0.08**	-13.98	0.000
健康自評很好	-1.50	0.22***	-1.70	0.18***	-0.49	0.61*
健康自評好	-0.69	0.51***	-1.33	0.26***	-0.92	0.41***
健康自評一般	-0.40	0.67***	-0.57	0.57***	-0.54	0.59**
既往病史						
過去一個月生過病	0.28	1.33**	0.35	1.42*	0.40	1.50*
醫療負擔變量						
過去一個月門診總費用(元)	0.05	1.05	0.07	1.07	0.11	1.12**
醫療便利變量						
到就診目的地距離（千米）	0.00	1.01*	0.00	1.00	0.08	1.09***
到就診目的地交通支出（元）	-0.02	0.99*	0.01	1.01	0.13	1.14***
χ^2		0.000		0.000		0.000
Pseudo R^2		0.03		0.05		0.32
Log likelihood		-1917.88		-1082.20		-753.73

註：*、**、*** 分別表示 $P<0.1$，$P<0.05$，$P<0.01$；0.000 表示小於 0.001

狀況自評差異具有統計學意義，影響為負。

3. 二級以上醫院

對照自我治療，將二級以上醫院作為初次就診目的地的老人中，婚姻居住狀況差異、經濟收入差異、既往病史差異、到就診目的地距離差異和交通支出差異具有統計學意義，影響為正；年齡差異和健康狀況自評差異具有統計學意義，影響為負。

3.1.3 結論

1. 提升收入水平,促進醫療需要向醫療需求轉化

從調查結果看,經濟收入對農村老人就診選擇的阻礙仍然突出。經濟收入水平低的老人更傾向於選擇自我治療,但自我治療的費用與正式醫療相比並不便宜(門診費用平均為55元,而自我治療費用為56.58元)。當前切實提高農村老人收入水平的一條有效途徑是加大新型農村社會養老保險的覆蓋範圍和保障力度,縮小城鄉老人的養老金收入差距,增強他們選擇正式醫療的信心,形成良好的醫療消費預期。

2. 發揮村診所在農村醫療體系中的「守門人」角色,提高農村醫療體系的整體效率

從健康需求對正式醫療選擇的負向影響看,健康狀況自評積極的老人更傾向於選擇自我治療。農村老人對健康的理解很樸素:能吃能喝、能睡覺能下地就是身體健康。但事實上,農村老人健康的主要危害已經從惡性病、急性病轉向慢性病,特別是一些常見的老年病,如心腦血管疾病就屬於慢性病。這意味著隨著衰老的加深,健康自評積極的老人也將會越來越多、越來越頻繁地使用正式醫療服務。所以我們應健全以村診所為代表的農村基層醫療機構,消除農村老人的醫療規避現象。

3. 加強鄉鎮衛生院建設,強化「雙向轉診制度」的橋樑作用,引導農村老人選擇鄉鎮衛生院獲取醫療服務

鄉鎮衛生院是農村三級醫療網點的中心環節。在現實中,鄉鎮衛生院面臨著技術設備不如上級醫院、靈活性不如村診所的尷尬局面。在鄉鎮衛生院的建設中,應緊扣農村老年人多、老齡化程度高的實際,一方面加大對鄉鎮衛生院的財政投入力度,使鄉鎮衛生院從以藥養醫轉變為政府養醫;另一方面有意識地將老年常見病、多發病和地方病的醫治康復作為建設重點,突出鄉鎮衛生院的診療特色,切實解決農村看病難、看病貴的問題。

4. 擴大新農合的保障範圍,強化新農合對老年病的保障力度

新農合對農村老人的就診行為不具有統計學上的顯著性,這值得引起重視。這與其他學者關於「新農合能夠有效降低農村居民的醫療負擔,顯著促進農戶利用正規醫療服務」的結論相反。可能的解釋有二:一是新農合運作中的逆向選擇問題,二是老年病的慢性病屬性。老年常見病(如高血壓、氣管炎等)的治療多以門診為主,而新農合是以「大病統籌」為特徵的醫療保險。近年來,儘管各地已多次上調普通門診的報銷比例,但對需要長期用藥的

慢性病來說，其補償力度仍然有限。所以在政策設計中，應建立專門針對老年慢性病的社會保障政策，例如建立專門的慢性病醫療保險和預防保健制度。

3.2　老年人的醫療消費支出

3.2.1　醫療消費支出趨於不平衡

不同經濟發展水平的國家的醫療衛生支出水平差異明顯。根據不同收入組國家人均衛生支出（按 PPP 計算）的對比，2006 年低收入國家的人均衛生支出僅 60 美元，而高收入國家的人均衛生支出超過 2,000 美元，是低收入國家的 34 倍、中等偏下收入國家的 17 倍以及中等偏上收入國家的 4.7 倍。根據 PPP 計算，2006 年中國人均醫療衛生費用已經達到 342 美元，高於所在的中等偏下收入國家的平均水平（117 美元）。

而且，不同收入組國家的醫療衛生支出水平差異在進一步擴大。1995 年高收入國家與低收入國家的人均醫療衛生支出差距為 1,059 美元，到 2000 年擴大到 1,396 美元，2006 年進一步擴大到 1,985 美元，這種趨勢將導致世界各國人均醫療衛生支出的不平衡。從 WHO 成員國醫療衛生支出的洛倫茲曲線（圖 3.1）明顯地看出，分佈曲線嚴重偏離 45b 對角線，低於所有成員國平均衛生支出水平（852 美元）的國家約占 75%。可以預見，伴隨著人口老齡化進程的加速，醫療衛生支出將呈指數增長趨勢。

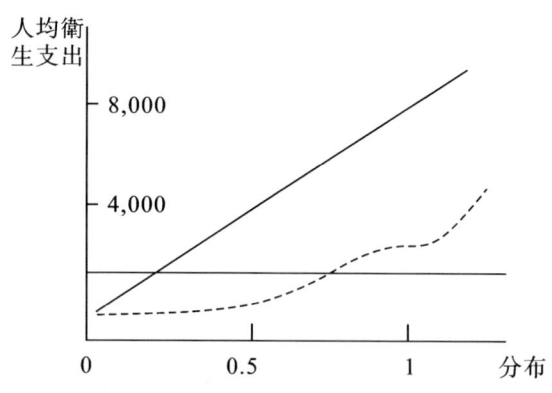

圖 3.1　WHO 成員國人均衛生支出不平衡（2006 年）

註：根據收入分配的洛倫茲曲線方法作出醫療衛生支出的不平衡曲線。圖中與橫軸平行的線條表示所有 WHO 成員國平均的人均衛生支出水平

資料來源：根據 WHO 的衛生統計數據庫相關數據計算得出

3.2.2 占 GDP 的比例逐步提高

經濟發展水平較高的國家醫療衛生支出占 GDP 的比例明顯較高。根據不同收入國家組衛生支出占 GDP 的比例的變動趨勢（圖 3.2），1995 年以來各國醫療衛生支出占 GDP 的比例均呈現出緩慢的上升趨勢，尤其 2000 年以後有加快上升的跡象。高收入國家和中等偏上收入國家衛生支出占 GDP 的比例較為接近，2006 年分別為 7.0% 和 6.6%；低收入國家和中等偏下收入國家較為接近，2006 年分別為 5.4% 和 5.1%。從趨勢變動來看，低收入國家提高更快，2006 年相對於 1995 年提高了 1.2%，而中等偏下收入國家僅僅提高了 0.3%，由此，低收入國家在 2002 年以後超過了中等偏上收入國家，這可以從醫療衛生尤其是基本醫療剛性需求的角度來解釋。而對於人口老齡化程度較高的高收入國家，醫療衛生費用的快速增長不可避免地提高衛生支出占 GDP 的比例，2000 年以後高收入國家這一比例明顯提高，超過了相對穩定的中等偏上收入國家。中國衛生支出占 GDP 的比例從 1995 年的 3.5% 提高到 2006 年的 4.7%，接近中等偏下收入國家的平均水平。隨著世界人口老齡化步伐的加快，醫療衛生支出占 GDP 的比例上升趨勢短期內將難以改變。

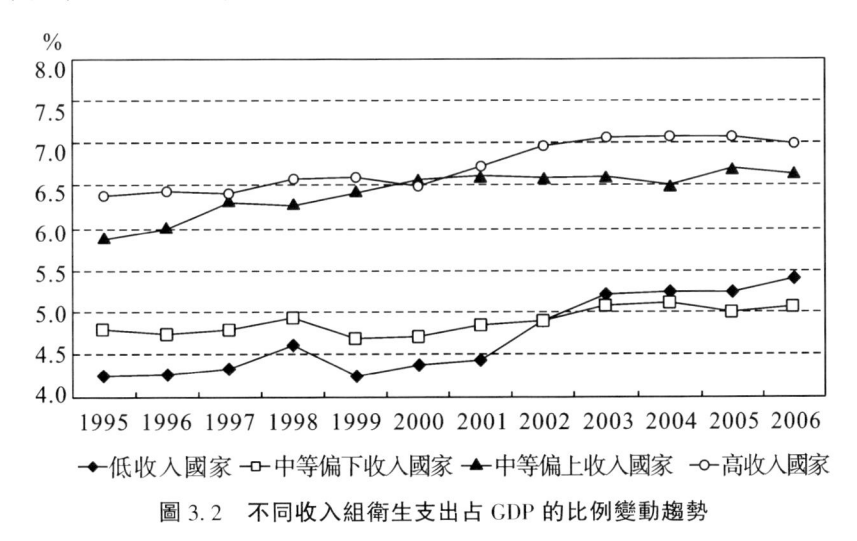

圖 3.2　不同收入組衛生支出占 GDP 的比例變動趨勢

3.2.3　政府支出比例逐步提高

1. 經濟發展水平越高的國家，醫療衛生支出中的政府支出比例越高

2006 年，低收入國家的醫療衛生支出中政府承擔 46.9%（其餘 53.1% 由私人承擔），中等偏下收入國家和中等偏上收入國家的政府支出比例分別為

49.7%和60.0%，而高收入國家中政府承擔了70.5%。同年，中國醫療衛生支出中政府支出比例為42%，比所在的中等偏下收入國家組的平均水平低約8%（圖3.3）。從趨勢變化來看（圖3.4），政府在醫療衛生支出中的負擔比例穩中有升，總體來看，2000年相對於1995年政府支出比例有所下降，但2006年相對於2000年和1995年，政府支出比例有所提高，其中，高收入國家政府支出比例較1995年提高了1.2%，基本穩定在70%左右，而低收入國家政府支出比例較1995年提高了6.4%。因此，隨著經濟發展水平的提高、人口老齡化程度的加深，私人衛生支出比重趨於下降，政府在醫療衛生領域將承擔更多的責任，而且政府負擔比例將保持在一個相對穩定的範圍。參考國際經驗來看，中國目前的醫療衛生支出中政府承擔的責任仍然有待增強。

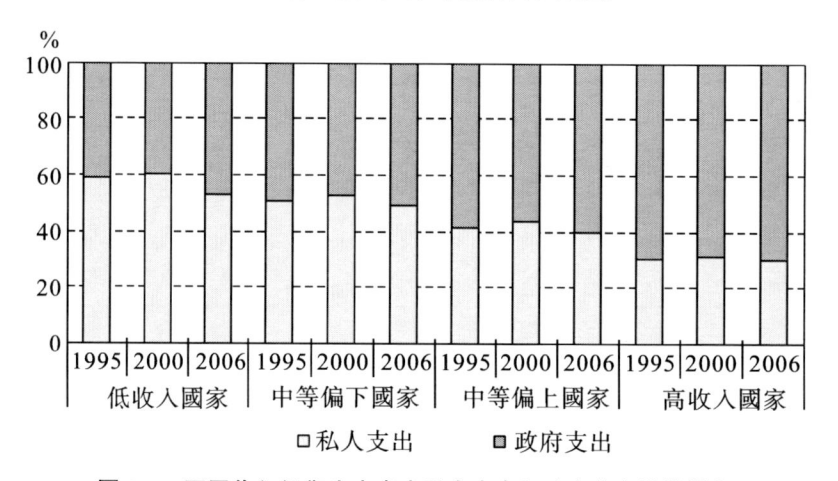

圖3.3 不同收入組衛生支出中私人支出和政府支出結構變化

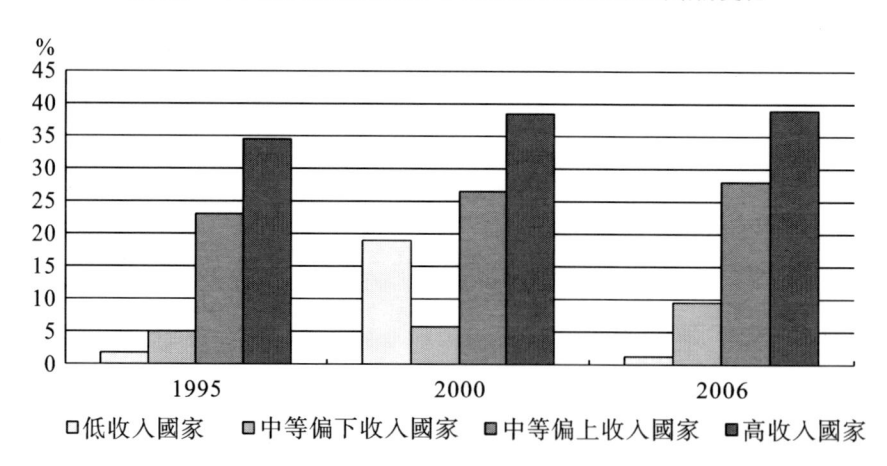

圖3.4 不同收入組衛生支出占GDP的比例變動趨勢

2. 政府衛生支出中的社會保障支出比例逐步提高

在政府衛生支出部分，經濟發展水平較高的國家醫療保障支出比例較高。醫療衛生保險相關制度是社會保障制度的重要組成部分，經濟發展水平較高的國家社會保障制度更為完善，而經濟發展相對滯后的國家的社會保障體系剛剛建立或仍不完善，由此，醫療保障支出占政府醫療衛生支出的比例較低。2006年，高收入國家醫療保障支出占政府衛生支出的比例達到38.9%，低收入國家僅為1.3%，中等偏上收入國家和中等偏下收入國家分別為27.9%和9.4%。從變化趨勢來看（圖3.5），隨著醫療保障制度的建立和逐步完善，醫療保障支出占政府衛生支出的比例呈現上升趨勢，但是，低收入國家變化明顯緩慢，醫療保障支出比例從1995年的1.7%提高到2000的1.9%，而2006年卻下降到1.3%。

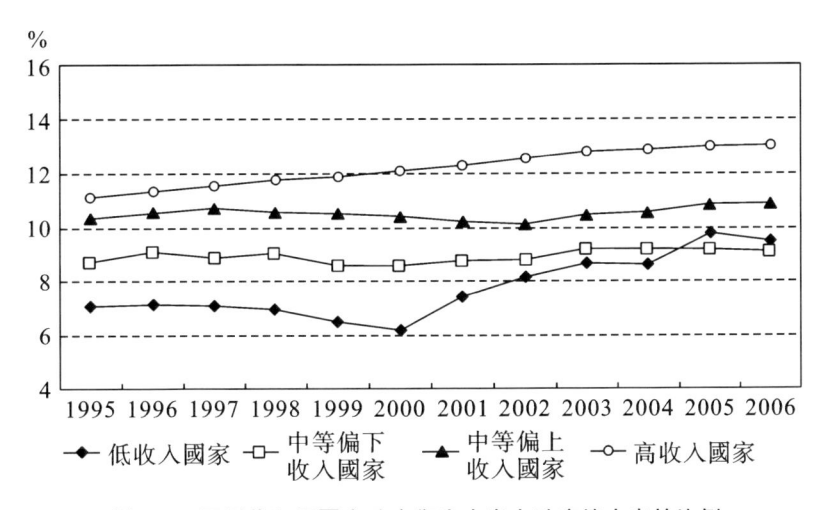

圖3.5 不同收入組國家政府衛生支出占政府總支出的比例

3. 政府衛生支出占政府總支出的比例逐步提高

醫療衛生支出成為政府支出中越來越重要的組成部分，經濟發展水平較高的國家對醫療衛生投入更高。從總體趨勢來看（圖3.5），政府總支出中醫療衛生支出的比例呈現出逐步提高的趨勢，高收入國家和低收入國家的趨勢尤為明顯，高收入國家從1995年的11.1%提高到2006年的13.0%，低收入國家2000年以前變動不大，甚至出現了小幅下降，而2000年後快速提高，從6.2%提高到2006年的9.4%；中等偏下收入國家和中等偏上收入國家在穩定中小幅上升。對比來看，經濟發展水平較高的國家公共醫療衛生事業的投入力度或重視程度更高，高收入國家政府支出中衛生支出比例長期以來高於其他收

入組國家，2006年高收入國家這一比例分別超過低收入國家、中等偏下收入國家和中等偏上收入國家3.6%、3.9%和2.1%。

中國2006年政府衛生支出占政府財政支出的比例為4.4%，這一比例明顯低於WHO成員國和中等偏下收入國家的平均水平，這是否意味著中國政府支出中醫療衛生支出比例應該進一步提高呢？從散點圖（圖3.6）可以清晰地看出，隨著衛生支出占GDP的比例的提高，政府衛生支出占政府總支出的比例也趨於提高，說明一國醫療衛生水平的提高通常意味著政府在醫療衛生支出中承擔更重要的責任。可見，中國醫療衛生水平的提高有必要進一步強調政府的職能和責任，逐步提高醫療衛生支出在政府支出中的比例。當然，隨著經濟發展水平的提高和人口老齡化的加深，醫療衛生支出將成為政府支出中越來越大的部分，在推動醫療衛生水平提高的同時如何保障政府財政支持力度將是值得思考的問題。

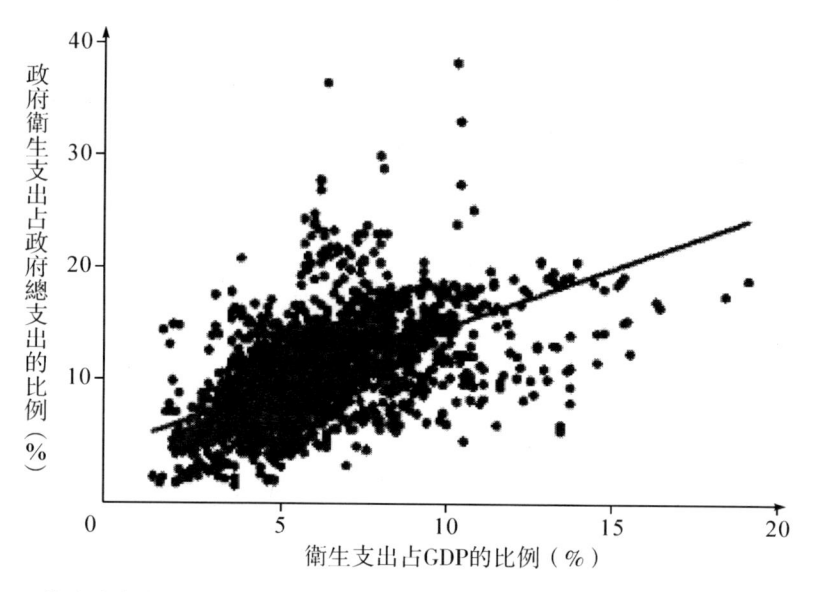

圖3.6 衛生支出占GDP的比例與政府衛生支出占政府總支出的比例的關係（2006年）

4. 人口老齡化與醫療衛生支出的關係

人口老齡化與人均醫療衛生支出呈現加速的正向關係。從WHO的193個成員2006年人口老齡化與人均衛生支出之間的散點圖（圖3.7）可以看出，隨著人口老齡化程度的逐漸加深，人均醫療衛生支出也將趨於提高，而且，它們之間的正向關係並非簡單的線性關係，而是接近於指數化的加速關係。分階段來看，在一國尚未進入老齡化社會（人口老齡化在10%以內）時，人均醫

療衛生支出基本上沒有明顯變化；而當人口老齡化水平達到 10%（標誌著進入老齡化社會），擬合的二次曲線反應出醫療衛生支出將以遞增的速度增長。可以發現，2008 年人口老齡化水平已經達到 12.8% 但仍處於中等偏下收入國家的中國，面臨著人均醫療衛生支出激增的巨大負擔和挑戰。

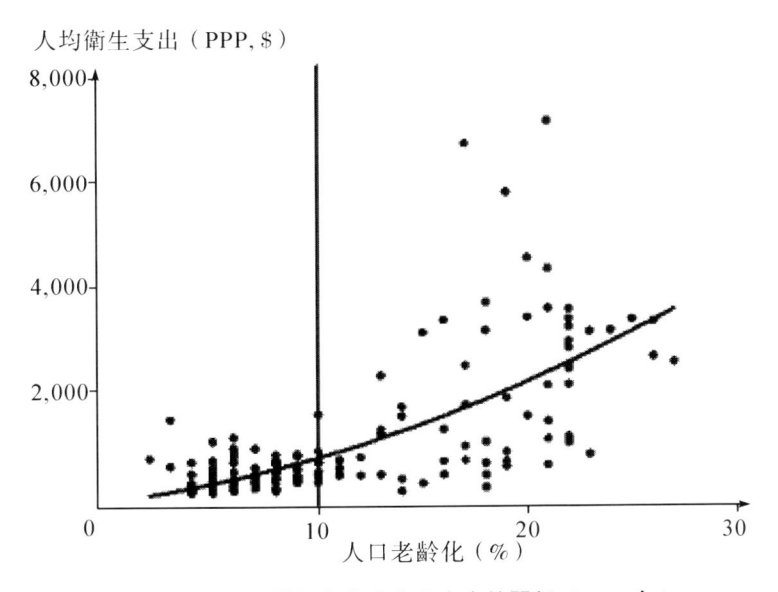

圖 3.7　人口老齡化與人均衛生支出的關係（2006 年）

註：圖中與縱坐標平行的線條表示「10% 的人口老齡化水平」，即在線條右邊的國家已經進入人口老齡化社會，由此便於更清晰地觀察進入老齡化社會後醫療衛生支出的變化特徵

　　這種負擔和挑戰可以在醫療衛生支出占 GDP 的比例上得到清晰的體現。隨著人口老齡化社會的到來並逐步加速，醫療衛生支出的激增必然成為一國經濟發展和政府財政的負擔。美國從 20 世紀 70 年代開始將控制過度增長的醫療衛生費用作為醫療衛生政策改革的重點。根據 WHO 成員國的經驗（圖 3.8），人口老齡化與衛生支出占 GDP 的比例總體上呈現正向關係。分階段來看，在一國尚未進入老齡化社會以前，醫療衛生支出占 GDP 的比例與人口老齡化的關係並不明顯；而當人口老齡化水平達到 10% 的標誌線以後，衛生支出占 GDP 的比例隨著人口老齡化程度的加深而逐步提高，經濟發展和政府財政將承擔越來越重的醫療支出負擔。當然，這種正向關係要受到一國醫療衛生體制等因素的影響。例如，美國的人口老齡化程度低於日本和德國、義大利、瑞典等歐盟國家，但是，醫療衛生支出占 GDP 的比例遠高於這些國家，2006 年達到約 15%。

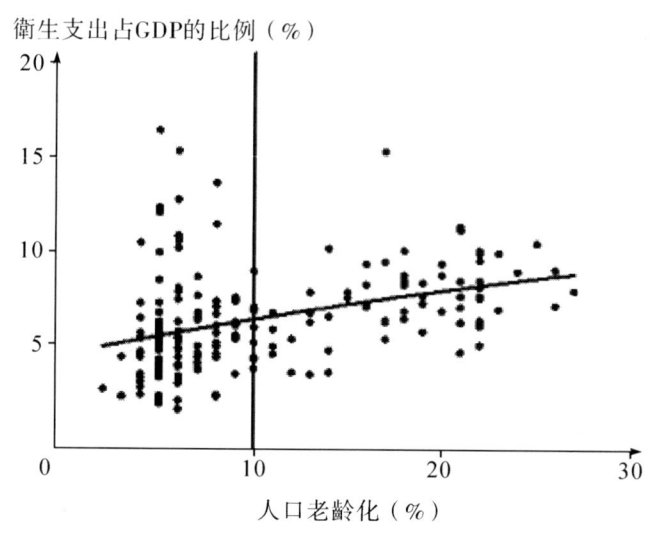

圖 3.8　人口老齡化與衛生支出占 GDP 的比例的關係（2006 年）

3.3　老年人醫療支出的差異研究

3.3.1　研究背景

老齡化不僅是一種人口現象，更是一種社會形態。老齡社會的出現標誌著人類社會發展進入一個全新階段。當前中國人口老齡化的一個重要特徵就是在工業化進程中形成的「雙重二元老齡化」：一重是社會經濟不平衡導致的城鄉二元老齡化，另一重是由社會地位決定的社會性別二元老齡化。這一現象在現實中的表現就是：首先，大量的青壯年勞動力從農村遷移到城市致使農村的老齡化程度遠遠高於城市。2010 年，中國農村老年人口為 1.17 億人，占老年人口總數的 73.4%，農村老齡化程度比城鎮高 1.24%。其次，農村老年人以退休金為主要生活來源的比例遠低於城鎮老年人，因而其子女供養的依賴度高。2010 年農村老年人擁有退休金的比例只有 6.1%，與城鎮老年人相比差 10 倍。絕大多數農村老年人要活到老干到老，70 歲以后則普遍依賴子女的經濟供養。最后，農村老年人的醫療保障水平遠遠落后於城鎮老年人。農村老年人的醫療服務利用程度低：老年人中有 33.58% 的患者未就診，有 5.89% 的患者經醫生診斷需要住院治療而未住院。同時，農村老年人的醫療支出水平也不高。據統計，2000 年農村老年人的醫療支出平均為 350.17 元，僅為城市老人的 20%。

加之農村老年人的文化水平普遍較低，醫療保健意識相對淡薄。不過與之相對應的則是農村老年人的醫療需求十分旺盛，特別是近年來青壯年向城市遷移后形成了大量「空巢老人」，這使得農村老年人的醫療服務需求與日俱增。

3.3.2 研究述評

1. 社會性別與健康

社會性別（Gender）理論是西方女權主義（Feminism）在 20 世紀 60 年代發展起來的一個重要分析範疇。它強調性別的社會構成特徵，而非生理特徵。兩性之間的許多差異與生理沒有直接關係，應當從社會文化的背景去理解兩性問題。從 20 世紀 80 年代開始，聯合國開始啟用社會性別分析範疇來研究聯合國和各國政策對男女的不同影響，以期實現各個社會領域的性別公平。在社會性別差異的諸多構成要素中，社會經濟地位的不平等居於中心地位。男強女弱、男尊女卑的社會風俗不僅讓女性始終處於弱勢地位，而且還通過社會環境來強化男性與女性的角色扮演問題，進而導致男性和女性可獲得的機會與資源以及他們做出決定和履行自身人權（包括與保持健康以及在健康不良情況下求醫相關的人權）的能力出現差異。同時性別關係的差異與社會經濟地位相互作用，造成兩性對疾病的易感性和對預防服務和衛生服務的可及性，以及疾病負擔及治療質量等方面的不平等和不公平。因此社會性別與健康狀況密切相關。

2. 相關研究

醫療支出是醫療服務利用水平的間接反應。因此揭示農村老年人醫療支出的影響因素需要從醫療支出水平入手。

在影響醫療支出諸多因素的研究中，人口稟賦、社會經濟地位和健康狀況是三個最主要的因素。國內外學界對此普遍一致的觀點是：①男女健康狀況的性別差異較大。女性比男性壽命長，但一生中女性比男性要忍受更多的疾病疼痛。同時，男性的死亡率高於女性，女性的慢性病和急性病發病率高於男性。②教育程度與健康狀況呈正相關關係，教育程度高的人更傾向於採用健康的生活方式，他們對健康的評價也高，為改善健康的支付意願也高，因此他們對醫療服務的需求更大。③思維意識的社會性別差異影響健康行為。不同年齡和性別的人群的預防性健康行為的模式不同：女性由於社會角色的差異比男性更關注自身健康，具有更多的正面健康行為和尋求健康信息的行為。行為模式的性別差異隨年齡的增長而減少，因而在制定健康行為干預措施時要針對不同年齡和性別的人群採取不同的方式。④社會經濟地位影響著人們的健康水平。無論

在發達國家還是發展中國家，高收入人群的醫療服務利用程度都明顯高於低收入人群。平均收入以上人群獲得及時醫療服務的可能性是平均收入以下人群的兩倍以上。在中國的表現是：高收入老年人群的健康水平更高；城鎮人口健康水平的主要影響因素是收入、婚姻狀況、醫療保險以及身體鍛煉情況等，而在農村地區收入的貢獻則最大。

儘管國內外學者已經成功構建了醫療服務利用方面的一般理論，但是很少從性別差異的角度進行理論解釋，特別是基於社會經濟地位的解釋。在當前已有的關於老年人醫療支出差異的性別研究中，西方學者提出的基於性別與老齡化的「雙重危險」假定是一個重要的理論視角。該假定認為：老年女性面臨著「女性」和「老年」這兩種不利地位的負影響，其健康福利處於特別的劣勢地位。雖然女性對醫療服務的需求大於男性，女性的平均健康水平也優於男性，但是女性利用醫療服務的程度往往不及男性，而且女性對醫療服務的利用受到經濟狀況的影響程度又明顯大於男性。因為男性老人自我承擔醫療支出的能力更強，而女性老人的醫療支出則更多依賴於家庭和子女支持等誘發因素。這種社會性別差異將會持續一生，由此導致老年女性比老年男性在社會經濟、心理和健康方面都更加脆弱。老年女性比老年男性的帶病期更長，更容易受到功能障礙的困擾，對自我健康的評價也就更低。

反觀國內，雖然已有學者開始關注老年人的醫療需求，但是關注的重點集中在醫療服務的可及性方面，很少關注醫療支出水平及其決定因素。特別是在新型農村合作醫療制度全面、深入推進的背景下，在新型城鎮化全力推進的當下，對農村老年人的醫療支出進行調查研究和定量分析，對於提高醫療政策的社會評判力、避免決策中的性別缺失、推進性別平等的主流化進程，有著十分重要的學術價值。

3.3.3 研究框架

基於上述文獻回顧，我們使用 Aday 和 Andersen 提出的健康行為模型來構建一個包含人口因素、社會經濟因素和健康因素的農村老人醫療支出模型。在該模型中，我們將影響個體醫療支出的因素分為潛在因素、誘發因素和需求因素三大類。潛在因素由個體的社會人口學特徵表徵；誘發因素由影響個人醫療支出的社會經濟特徵表徵，包括經濟狀況和保險兩類；需求因素由促使個人尋求醫療服務的健康和疾病因子表徵。這三類因素通過兩種途徑作用於人們的醫療支出行為：一種途徑是直接效應，表現為經濟效應；另一種途徑是通過與其他變量交互後的間接效應，表現為健康效應。由此我們可以得到如下模型：

$$C_m = f(\text{Econ}_i, \text{Heal}_i, \text{Demo}_i, \text{Insu}_i, D_i, \varepsilon_i)$$

其中，C_m 表示醫療支出水平。潛在因素表示為老年人的人口特徵因子（Demo），由年齡、性別、受教育程度和居住狀況等變量構成。需求因素表示為老年人的健康狀況因子（Heal），分為老年人自我健康狀況評價和是否患有老年病兩個變量。誘發因素由經濟特徵因子（Econ）和醫療保險因子（Insu）構成。其中 Econ 由人均收入和家庭資產兩個變量表示，家庭資產分為固定資產和金融資產兩部分；Insu 表示老年人的醫療保險類別。這一因子具有顯著的中國特色。長期以來中國醫療保障二元化特徵十分明顯：計劃經濟時期城鎮居民享受公費醫療，市場經濟時期則為城鎮職工醫療保險和城鎮居民醫療保險；農村長期實行合作醫療，而且農村醫療衛生的投入長期嚴重不足。在經濟轉型過程中，中國借鑑市場經濟發達國家的經驗在城鄉間構建了一張「雙層結構」的醫療保障網。但是網路中的補充醫療保險的發展遠遠趕不上市場經濟發達國家，這帶來的直接後果就是基本醫療保險對補充醫療保險的「擠出效應」非常顯著。因而考察不同類別的醫療保險對老年人醫療支出的影響對於完善醫療保障網路是十分必要的。前述因子主要分析醫療支出的直接效應。D_i 表示影響老年醫療支出的交叉項，由誘發因素與需求因素構成，分析醫療支出的間接效應。ε 表示隨機誤差。

此部分研究目的是分析農村老年人醫療支出中的性別差異，找出其影響與決定因素。重點分析的問題包括：第一，農村老年人醫療支出的分佈狀況；第二，農村老年人醫療支出中的性別差異及決定因素；第三，醫療支出性別差異的收入效應和健康效應。

3.3.4　計量方法

1. 變量賦值

（1）因變量。此部分定義的醫療支出指「過去一年的醫療花費」。在已有調查研究中，有的學者通過問題「過去一年內的看病和住院支出」來考察老人的長期醫療支出水平。此部分認為，這一設置比較合理。因為老年人的疾病具有週期長的特點，因而採用「過去一年的醫療支出」能夠較好地反應老年疾病的特徵。它由兩個方面構成：一個方面由總支出和個人自付部分構成；另一個方面為門診支出和藥費支出。通過對問題的分解詢問分別獲取上述數據，然後加總衡量。

（2）自變量。第一，潛在因素包括年齡、性別、教育程度和居住狀況變量。以往研究表明，個體特徵可能會對患者的就醫方式選擇產生影響。這裡需

要著重強調的是教育程度變量。因為受教育程度低的人會更多地使用健康資本，致使健康資本的折舊率保持較高水平，從而表現為生病的概率更大，醫療支出數額也更高。此外，老人的居住狀況是一個重要的因素，通常獨居老人的健康狀況比有伴侶的老人往往較差，其潛在的醫療支出也更高。第二，需求因素包括老年人自我健康狀況評價和是否患有老年病兩個變量。在這裡，老年人的健康狀況往往與經濟變量相聯繫：通常收入較低的人，健康狀況較差，患病的概率更高，相應地患病后的醫療支出也更高。第三，誘發因素包括人均收入、家庭固定資產、新農合和補充醫保4個變量。隨著收入水平的提高，人們對健康的需求增加，醫療支出水平也隨之提高。這裡人均收入變量反應農村老年人的即期醫療支出能力，家庭固定資產變量反應遠期醫療支出能力。在醫療保險對醫療支出的影響上比較一致的結論是：人們往往過度使用醫療保險，從而導致醫療負擔反而呈現上升趨勢。在這裡，新農合代表農村老年人的基本醫療保障情況，補充醫保代表補充醫療保障情況。變量具體情況參見表3.9。第四，交叉項。健康因子對醫療支出的影響主要通過與經濟因子交互后的間接效應體現，特別是經濟收入的高低對健康需求的影響最為直接。為了考察這一間接效應，我們首先定義農村老年人的收入標準。《2008年全國國民經濟和社會發展統計公報》顯示，當年農村居民人均純收入4,761元。根據這一標準，我們以5,000元為界線，低於5,000元的劃分為低收入，其餘為正常收入。由此可以得到是否患有老年病和自我健康狀況評價與人均收入的交互項。

表3.9　　　　　　　　　　　變量描述性分析

變量類型	名稱	定義	平均值	標準差
因變量	醫療支出	Ln(元)	798.65	211.86
		潛在因素		
人口因子（Demo）	年齡(歲)	55~65=0;66~75=1;76~85=2;86以上=3	66.62	9.87
	性別	男性=0;女性=1	0.48	0.01
	教育程度	文盲=0;接受過初等教育=1;接受過中等教育=2;接受過高等教育=3	0.66	0.02
	居住狀況	獨居(離婚、喪偶和未婚)=0;同居(已婚且同住和未婚且同住)=1	0.83	0.01
		誘發因素		
醫保因子（Insu）	新型農村合作醫療保險	有=1;無=0	0.07	0.26
	補充醫療保險	有=1;無=0	0.45	0.49
經濟因子（Econ）	人均收入	Ln(元);低收入=1;其餘=0	10,606	515
	家庭固定資產	房屋及其他固定財產;Ln(萬元)	68.86	4.81

表3.9(續)

變量類型	名稱	定義	平均值	標準差
		需求因素		
健康因子（Heal）	自我健康狀況評價	不知道=0；很差=1；差=2；一般=3；好=4；很好=5	1.05	0.05
	是否患有老年病	患有=1；未患有=0	0.22	0.01
		交互項		
交叉變量 $(E_i \times H_i)$	是否患有老年病×低收入	1=患有老年病×低收入 0=未患有老年病×低收入	0.11	0.31
	自我健康狀況評價×低收入	1=很差×低收入 2=差×低收入 3=一般×低收入 4=好×低收入 5=很好×低收入	0.07 0.07 0.04 0.02 0.01	0.25 0.25 0.19 0.14 0.07

2. 計量方法

(1) 分層分析。利用社會分層的思想，將農村老年人區分為不同的群體來估計其微觀行為模式。具體分層為：依據不同的出生年齡分層；依據居住狀態分層；依據不同的健康狀況自評分層；依據收入高低分層。此部分通過計算同一層次老人的醫療支出來判定不同農村老年群體的醫療行為。

(2) 性別差異分析。這裡運用樣本均值 T 檢驗來考察不同群體老年人在醫療支出上的性別差異。我們將顯著性水平設定為 $P<0.05$，表示具有較高顯著性；上限值設定為 $P<0.1$，表示二者具有一般程度的顯著性。其中，μ_m 表示男性的醫療支出；μ_w 表示女性的醫療支出。則：

H_0：Diff=$\mu_m - \mu_w = 0$，即醫療支出水平不存在性別差異

H_1：Diff=$\mu_m - \mu_w \neq 0$，即醫療支出水平存在性別差異

(3) 運用計量模型分析影響因素。在調查數據中，由於存在著老年人患病后未接受治療以及接受治療后醫療支出為0的情況，因而直接採用OLS建立迴歸模型就會存在著選擇性偏誤問題和內生性問題，加之潛在因素、誘發因素和需求因素之間也存在內生關係，因此為解決這個問題，此部分採用Heckman提出的兩步估計樣本選擇模型建模，通過構造逆米爾斯比率的選擇項來對不可觀測的選擇性進行控制，從而消除選擇性偏誤與內生性問題。Heckman模型由選擇方程和支出方程兩部分構成。在此部分中，選擇方程決定老人是否選擇就醫，支出方程估計就醫老人的醫療支出。建模的核心思想是：第一步，先利用整體樣本的Probit分析，構造一個基於理論的概率模型，並由此對每個人預測發生某事件的概率；第二步，把這些預測概率加到原來的模型中去，作為新的

自變量建模。

選擇方程：當 $z_1^* = W_1 \times \alpha_1 + \varepsilon_1$，$z_1 = 1$，否則 $z_1 = 0$

支出方程：當 $z_1 = 1$，$\ln y_1 = X_1 \times \beta_1 + \mu_1$

其中 ε_1；$\mu_1 \sim N^2(0, 0; 1, \sigma^{21}, \rho)$。可知

$E(\ln y_1 z_1 = 1, X_1, W_1) = X_1 \times \beta_1 + \rho \times \sigma_1 \times \varphi(W_1 \alpha_1)/\Phi(W_1 \alpha_1)$

其中 φ 是標準正態密度函數，Φ 是標準正態分佈函數。所有估算採用 STATA 軟件。

3.3.5 統計分析

（一）描述性分析

1. 不同性別的醫療支出

（1）從是否存在醫療支出情況來看，45%的被調查老人有醫療支出，其中男性占47.4%，女性占42.5%（表3.10）。有醫療支出的男性多於女性。

表3.10　　　　　　　　醫療支出總體情況

	醫療總支出		醫療支出自付額	
	男	女	男	女
觀測值（人）	605	591	605	591
有（%）	47.4	42.5	45.1	40.8
無（%）	52.6	57.5	54.9	59.2
平均值（元）	1,151.34	437.60	887.02	379.71
均方差（元）	462.76	145.80	329.65	136.52

（2）從醫療支出水平來看，男性的醫療總支出和自付支出額都明顯高於女性，這與人們通常的認識不一致。其中，醫療總支出和自付額男性分別是女性的1.63倍和1.33倍，醫療支出自付比例男性和女性分別是77.04%和86.77%。醫療保險的報銷強度分別為23%和14%。這與調查期間新農合的門診報銷比例基本一致。例如2008年調查地甘肅省新農合的門診補償比例情況為：鄉鎮衛生院單次門診費用補償比例定在25%左右；村衛生室單次門診費用補償比例定在30%左右。

2. 不同年齡的醫療支出

根據世界衛生組織的劃分，我們將75歲以下的老年人稱為低齡段老人；將76~85歲的老年人稱為中齡段老年人；將86歲以上的老年人稱為高齡老年人。具體如表3.11所示：

表 3.11　　　　　　　　　　　　不同年齡分層　　　　　　　　　　　單位：元

	樣本量	$\bar{x}$	Sx	95% CI	
55~65 歲					
男	325	717.53	318.32	91.29	1,343.77
女	325	530.18	250.33	37.69	1,022.68
性別差異 T 檢驗		$t=0.46$		ns.	
66~75 歲					
男	168	2,586.73	1,543.66	-460.87	5,634.33
女	167	258.46	111.27	38.76	478.14
性別差異 T 檢驗		$t=1.49$		$P<0.1$ (0.067) diff > 0	
76~85 歲					
男	94	248.51	155.71	-60.71	557.72
女	82	503.41	262.59	-19.07	1,025.88
性別差異 T 檢驗		$t=-0.85$		ns.	
86 歲以上					
男	18	248.51	261.01	-249.09	852.31
女	17	10.03	75.68	-50.41	270.46
性別差異 T 檢驗		$t=0.68$		ns.	

註：ns. 表示不顯著

（1）66~75 歲年齡段的老年人在醫療支出中均存在著顯著的性別差異：男性醫療支出水平高於女性；男性的醫療支出水平是女性的 9 倍。其餘群體老年人的醫療支出水平不存在明顯的性別差異。不過總體來看，男性的醫療支出水平還是高於女性。

（2）從醫療支出趨勢看，隨著年齡的增加，男性的醫療支出水平基本上呈現「倒 U」形，即存在著一個最高點：66~75 歲時達到峰值 2,586.73 元。而女性的醫療支出水平則呈現「雙頭」特徵，即有兩個最高點，分別是 55~65 歲的 530.18 元和 76~85 歲的 503.41 元。這與「老年女性比老年男性的帶病期更長」的觀點一致。統計顯示，男性和女性均有兩個疾病高發年齡段，男性一般是 45~55 歲和 66~75 歲；而女性的疾病高發期通常較男性晚 10 年。例如在老年人常見的「三高」疾病高危期中：46~55 歲是男性「三高病」的高危期；而女性則是在 55 歲以后才進入「心危期」，由此計算女性的高發期應該是在 55~65 歲和 76~85 歲。這一情況也得到數據支持：在 66~75 歲年齡段是男性支出高於女性；在 76~85 歲年齡段則男性支出比女性低 50.63%。

3. 不同居住狀況醫療支出

在表 3.12 中，老年人居住狀況對醫療支出影響的性別差異不具有統計學上的顯著性。居住狀況對中國農村老年人的醫療需求不產生影響。這與西方學者「無伴侶者醫療支出更高」的觀點不一致，但與中國學者「無論對男性或女性有偶老人來說，健康狀況與婚姻滿意度的相關關係並不顯著」的結論一致。儘管如此，我們還是能夠發現一些有益的結果。

表 3.12　　　　　　　　　　不同居住狀況分層　　　　　　　　　單位：元

	樣本量	$\bar{x}$	Sx	95% CI	
獨居					
男	108	207.07	133.362	−57.30	471.44
女	138	173.67	562.25	251.82	2,461.23
性別差異 T 檢驗		$t=-0.95$		ns.	
同居					
男	497	1,356.53	67.66	39.86	307.47
女	453	518.01	188.98	146.60	889.41
性別差異 T 檢驗		$t=-0.99$		ns.	

註：ns. 表示不顯著

（1）在全部被調查的老人中，存在醫療支出的獨居老人和同居老人分別占 20.6% 和 79.4%。在醫療支出水平方面，同居有伴侶老年人的平均醫療支出水平為 1,857.54 元，獨居無伴侶老年人的平均醫療支出水平為 380.74 元，二者相差接近 1,500 元。其原因是：伴侶對患病已經存在心理預期，因而當健康狀況出現任何一點變化時，在伴侶的督促下老人會及時就醫。

（2）存在醫療支出的老人中，獨居男性占 17.9%，獨居女性占 23.3%；同居男性占 82.1%，同居女性占 76.7%。從交互分析看，獨居男性的醫療支出水平較獨居女性高出 19.24%，同居男性的醫療支出水平是同居女性的 1.62 倍。從這裡看，農村女性的社會婚姻地位沒有得到明顯改善，性別劣勢依然突出。

4. 是否患有老年病分析

費爾德斯坦指出，個體實際存在或自我感覺到的疾患以及對預防保健的需要，將決定個人在某一時點是否進入醫療市場。

從表 3.13 看，患有老年病的老年人在醫療支出中存在顯著的性別差異，未患有老年病的不存在性別差異。就具體差異看，女性患有老年病后，其醫療

支出水平是男性的1.85倍。產生差異的原因源於老年疾病的性別差異。例如常見的老年病中，男性為前列腺類疾病，女性為陰道炎類婦科病。不同疾病其治療方式與治療費用不同，因而醫療支出也不同。

表3.13　　　　　　　　　　是否患有老年病分層　　　　　　　單位：元

	樣本量	$\bar{x}$	Sx	95% CI	
未患有老年病					
男	461	978.38	399.27	193.75	1,763.01
女	144	1,705.02	1,468.22	−1,197.20	4,607.24
性別差異 T 檢驗		$t=-0.66$		ns.	
患有老年病					
男	458	308.70	84.49	142.65	474.74
女	133	881.49	578.93	−263.69	2,026.67
性別差異 T 檢驗		$t=-1.64$		$P<0.05$（0.048）diff < 0	

註：ns. 表示不顯著

5. 不同自我健康狀況評價分析

從表3.14看，當健康狀況自評狀況為好的時候，老人的醫療支出水平存在性別差異；男性小於女性。其餘狀況不存在性別差異。從醫療支出趨勢看，隨著健康自評狀況由差到好，男性醫療支出呈現出「倒U」形特徵，峰值出現在「健康狀況自評很差」時；女性則呈現出「雙頭」特徵，峰值分別出現在「健康狀況自評差」和「健康狀況自評很好」。

表3.14　　　　　　　　　　健康狀況自我分層　　　　　　　單位：元

	樣本量	$\bar{x}$	Sx	95% CI	
健康自評不知道					
男	328	789.4	440.09	−76.37	1,655.16
女	321	345.92	112.21	125.14	566.69
性別差異 T 檢驗		$t=0.96$		ns.	
健康狀況自評很差					
男	70	3,863.26	3,047.90	−2,217.14	9,943.65
女	68	279.95	143.64	−6.77	566.66
性別差異 T 檢驗		$t=1.15$		ns.	
健康狀況自評差					
男	99	643.03	605.72	−559.01	1,845.06

表3.14(續)

	樣本量	$\bar{x}$	Sx	95% CI	
女	103	865.93	728.46	-578.96	2,310.83
性別差異 T 檢驗		$t=-0.23$		ns.	
健康狀況自評一般
男	70	1,457.63	1,319.87	-1,175.45	4,090.71
女	50	138.9	66.35	5.55	272.25
性別差異 T 檢驗		$t=0.84$		ns.	
健康狀況自評好
男	33	39.21	19.59	-0.70	79.12
女	36	351.69	226.28	-107.68	811.07
性別差異 T 檢驗		$t=-1.31$		$P<0.1$（0.096）diff < 0	
健康狀況自評很好
男	5	44	39.19	-64.81	152.81
女	13	1,519.15	1,456.94	-1,655.25	4,693.56
性別差異 T 檢驗		$t=-0.61$		ns.	

註：ns. 表示不顯著

6. 不同經濟狀況分析

從表3.15看，低收入群體存在著顯著的性別差異：男性支出大於女性。這一結論體現了中國農村老年人的社會性別差異，特別是社會經濟地位的不平等：低收入家庭的女性處於社會、經濟和文化水平的最底層，健康問題多，醫療服務利用水平低。同時生命健康權又極易受到侵犯，慢性疾病往往得不到有效救治。

表 3.15　　　　　　　　經濟狀況分層　　　　　　　　單位：元

	樣本量	$\bar{x}$	Sx	95% CI	
低收入
男	317	1,974.23	878.75	245.29	3,703.17
女	288	245.57	73.79	100.31	390.83
性別差異 T 檢驗		$t=1.87$		$P<0.05$（0.03）diff >0	
正常收入
男	308	424.87	129.54	169.96	679.78
女	283	451.46	270.17	-80.35	983.27
性別差異 T 檢驗		$t=-0.09$		ns.	

註：ns. 表示不顯著

(二) 模型擬合結果

表 3.16 和表 3.17 是 Heckman 模型建模結果。在建模過程中，Heckman 樣本選擇模型過濾了存在多重共線性的變量。從結果看，選擇模型的 Prob>chi^2 均小於 0.001，Log likelihood 分別為 -165.543 和 -162.167，Pseudo R^2 係數為 0.604 和 0.600；支出模型的 Mills Lambda 係數分別是 1.285 和 2.966，sig 分別是 0.013 和 0.006。這說明 Heckman 模型的擬合較好，能夠很好地反應現實問題。

表 3.16　　　　　　醫療總支出的 Heckman 選擇模型

選擇模型	對比項	男性 Coef.	Std. Err.	$P>\|z\|$	女性 Coef.	Std. Err.	$P>\|z\|$
		潛在因素					
婚姻居住狀況	獨居	0.132	0.217	0.543	0.127	0.209	0.543
55~65 歲		-0.537	0.551	0.330	0.222	0.460	0.629
66~75 歲	86 歲以上	-0.585	0.555	0.291	-0.098	0.457	0.830
76~85 歲		-0.427	0.567	0.452	0.487	0.467	0.297
文盲		-2.152	0.933	0.021	1.449	0.528	0.006
初教	高教	-2.170	0.933	0.020	1.167	0.539	0.030
中教		-2.610	0.957	0.006	—		
		誘發因素					
新農合		2.856	0.328	0.000	2.073	0.271	0.000
補充醫療保險		2.951	0.185	0.000	2.980	0.187	0.000
人均收入		0.150	0.072	0.038	0.092	0.064	0.151
		需求因素					
患有老年病	未患病	0.474	0.263	0.071	-0.142	0.256	0.578
不知道		0.009	1.101	0.994	-0.285	0.743	0.701
很差		0.150	1.149	0.896	-0.293	0.821	0.721
差	非常好	-0.033	1.125	0.977	-0.276	0.771	0.720
一般		-0.404	1.139	0.723	0.088	0.799	0.913
好		-0.720	1.194	0.546	0.238	0.814	0.770

表3.16(續)

選擇模型	對比項	男性			女性		
		Coef.	Std. Err.	$P>\|z\|$	Coef.	Std. Err.	$P>\|z\|$
		交叉項					
患有老年病×低收入	未患老年病、健康自評不知、正常收入	-0.385	0.358	0.283	-0.216	0.359	0.548
健康自評很差×低收入		0.552	0.482	0.252	0.038	0.486	0.938
健康自評差×低收入		0.477	0.430	0.268	0.090	0.392	0.819
健康自評一般×低收入		0.634	0.496	0.201	-0.638	0.666	0.338
健康自評好×低收入		1.444	0.768	0.060	-1.271	0.701	0.070
健康自評很好×低收入		0.739	159.491	0.996	0.527	1.352	0.697
常數		-0.642	1.635	0.695	-3.971	1.195	0.001
Prob>chi^2		0.000			0.000		
Log likelihood		-165.543			-162.167		
Pseudo R^2		0.604			0.600		

註：0.000 表示該值小於 0.001

表 3.17　　醫療總支出的 Heckman 支出模型

支出模型	對比項	男性			女性		
		Coef.	Std. Err.	$P>\|z\|$	Coef.	Std. Err.	$P>\|z\|$
		潛在因素					
婚姻居住狀況	獨居	0.283	0.310	0.361	0.075	0.464	0.871
55~65 歲	86 歲以上	-0.136	0.634	0.830	1.131	1.251	0.366
66~75 歲		0.036	0.638	0.955	1.092	1.234	0.376
76~85 歲		0.192	0.642	0.765	1.584	1.249	0.205
文盲	高教	-1.850	1.391	0.184	2.133	1.600	0.182
初教		-1.707	1.392	0.220	1.704	1.584	0.282
中教		-1.775	1.433	0.216	—	—	—
		誘發因素					
新農合		2.673	0.592	0.000	3.308	1.213	0.006

表3.17(續)

支出模型	對比項	男性			女性		
		Coef.	Std. Err.	$P>\|z\|$	Coef.	Std. Err.	$P>\|z\|$
補充醫療保險		1.186	0.748	0.113	3.043	1.779	0.087
人均收入		0.363	0.105	0.001	0.298	0.144	0.038
		需求因素					
患有老年病	未患病	0.067	0.351	0.849	-0.107	0.588	0.856
不知道		1.065	1.865	0.568	-2.566	1.631	0.116
很差		1.648	1.921	0.391	-2.423	1.782	0.174
差	非常好	0.560	1.892	0.767	-3.279	1.706	0.055
一般		0.435	1.912	0.820	-1.570	1.792	0.381
好		0.164	2.038	0.936	-1.312	1.827	0.473
		交叉項					
患有老年病×低收入		0.169	0.498	0.734	0.033	0.824	0.968
健康自評很差×低收入		-0.774	0.646	0.231	0.185	1.021	0.857
健康自評差×低收入	未患老年病、健康自評不知、正常收入	0.291	0.603	0.629	1.183	0.860	0.169
健康自評一般×低收入		1.117	0.684	0.102	-0.952	1.637	0.561
健康自評好×低收入		0.802	1.126	0.476	-3.185	1.854	0.086
健康自評很好×低收入		-0.113	2.745	0.967	-1.713	2.188	0.434
常數		-0.073	2.606	0.978	-3.132	3.998	0.433
Mills Lambda		1.285		0.013	2.966		0.006

註：0.000 表示該值小於 0.001

1. 就醫意願

從表3.16的Heckman選擇模型我們可以發現如下特徵：

（1）潛在因素中的教育程度影響著農村老人的就醫意願，且呈現明顯的性別差異。教育程度越低的男性，其就醫意願也越低。文盲、初中文化和高中文化老年男性的就醫意願分別比具有大學文化的老年男性低88%、89%和93%。相反教育程度越低的女性，其就醫意願反而更高。文盲和初中文化老年女性，其就醫意願分別是更高學歷的老人的3.26倍和2.21倍。

（2）誘發因素是影響老年人就醫意願的重要因素。醫療保險和人均收入均對就醫意願產生正向影響。新型農村合作醫療對就醫意願的促進作用是：男性平均提高 16.39 倍；女性平均提高 6.95 倍。補充醫療保險能促進男性和女性就醫意願分別提高 18.14 倍和 18.69 倍。經濟收入對男性和女性醫療支出的影響存在差異：隨著收入的增加，男性的就醫意願將提高 15%；對女性則沒有影響。這顯示出農村老年男性的醫療支出更多取決於自身因素，而女性則更多依賴於家庭因素。

（3）從需求因素角度看，健康需求對農村老人的就醫意願影響不顯著。是否患有老年病對男性影響明顯，就醫意願將提高 61%。

（4）在交互項中，健康自評狀況為好和貧困的交互項顯著影響農村老人的就醫意願，且存在性別差異。男性的就醫意願將提高 3.24 倍，女性則下降 72%。

2. 醫療支出

（1）在影響農村老年人醫療支出的因素中，誘發因素是一個關鍵。

第一，新型農村合作醫療不僅促進了農村老年人的就醫意願，而且還使其就醫需要轉變成為實實在在的醫療需求。但是新農合的使用，不但沒有減輕農村老人的醫療負擔，而且還顯著增大了他們的醫療支出水平。參保後男性的醫療支出水平是參保前的 13.48 倍；女性則更是高達 26.33 倍。補充醫療保險對醫療需要向醫療需求轉化的影響不足，且存在明顯的性別差異。對男性來說，補充醫療保險能夠增加他們的就醫意願，但這種意願並不能轉化成真正的醫療需求。相反，補充醫療保險不僅增加了女性的就醫意願，而且還促進了她們的需求。參保後的醫療支出是參保前的 19.97 倍。

第二，經濟收入是促使醫療需要向醫療需求轉化的主要變量。收入每增加一元，農村老人的醫療支出將分別增加 0.363 元和 0.298 元。

（2）需求因素不對老人的醫療支出產生影響，而且健康自評狀況為差的老年女性，其醫療支出不升反降，幅度為 96%。這一情況引人憂慮。

（3）在交互項中，健康自評狀況為好和貧困的交互項顯著降低了女性的醫療支出，下降幅度達到 96%。

3.3.6 結論與思考

（一）基本結論

此部分利用 CHARLS 提供的中國健康與養老追蹤調查數據，從社會性別角度分析農村老人醫療支出的性別差異及影響因素。基本結論是老年人的醫療支

出存在顯著的性別差異。具體就潛在因素、誘發因素和需求因素來說，造成農村老年人醫療支出性別差異的主要因素是潛在因素中的居住狀況變量和誘發因素中的人均收入與醫療保障變量。

（1）從醫療支出的絕對水平看，無論是醫療總支出還是個人支出部分，老年男性的支出水平都明顯高於老年女性。從年齡角度看，老年男性的支出水平呈現倒「U」形，峰值點出現在66~75歲；老年女性的支出水平呈現「雙頭」特徵，55~65歲和76~85歲是兩個峰值點。低齡段老人（66~75歲）的醫療支出水平存在性別差異：男性的醫療支出水平是女性的9倍。居住狀況的醫療支出水平不存在性別差異。但就一般意義來說，同居男性的醫療支出水平是同居女性的1.62倍。由此可見，中國農村老年女性的社會婚姻地位沒有得到明顯改善，性別劣勢依然突出。女性患有老年病後，其醫療支出水平是男性的1.85倍。除了自評健康狀況為好這一情況之外，自評健康狀況與醫療支出不存在特別明顯的性別差異。在低收入群體中，男性的醫療支出是女性的6.9倍。

（2）就醫意願的決定變量有教育程度、醫療保障、人均收入、是否患有老年病以及交互項。教育程度越低的男性，其就醫意願也越低；女性則越高。醫療保險和人均收入均對就醫意願產生正向影響。新農合使男性就醫意願平均提高16.39倍；女性平均提高6.95倍。補充醫療保險能分別提高男性就醫意願18.14倍，女性18.69倍。隨著收入的增加，男性的就醫意願將提高15%；對女性則沒有影響。這說明男性的醫療負擔能力強於女性。健康需求對農村老人的就醫意願不產生顯著影響。交互項的迴歸結果表明，變量「健康自評狀況為好」和「低收入」的交互項存在顯著的性別差異：對男性的就醫意願產生促進作用；對女性產生阻礙作用。

（3）從醫療支出的效應分析看，收入效應明顯強於健康效應，且存在性別差異。經濟收入是促使醫療需要向醫療需求轉化的關鍵因素。農村老年人醫療支出增加的主要驅動力是經濟收入：人均收入每增加一元，醫療支出將分別增加0.363元和0.298元。醫療保險[1]的使用讓老年人的醫療支出不降反升，由此導致的女性醫療支出的增量水平高於男性。參保新農合後，男性醫療支出水平是參保前的13.48倍；女性是26.33倍。補充醫療保險使女性的醫療支出增加19.97倍。可見，女性的醫療支出收入效應強於男性。隨著收入水平的提高，女性對健康的需求更高。

---

[1] 此部分將醫療保險對醫療支出的影響歸結為收入效用是基於以下原因：醫療保險的報銷減少了個人的醫療支出比例，這相當於增加了經濟收入。

（4）健康需求不是農村老人將醫療需要轉化為醫療需求的決定性因素，而且健康效應幾乎不對農村老人醫療支出產生決定影響。原因有二：一是農村老年人對健康的理解很樸素——能吃能喝、能睡覺能下地就是身體健康；二是在農村，無論男女一直都處於勞動狀態，直到他/她完全喪失勞動力為止。因而農村老年人的健康水平具有趨同性和集中性的特徵。

（5）人口稟賦特徵沒有在醫療支出中體現顯著性，特別是受教育程度變量。一種解釋是：中國農村老人的受教育水平長期低下，無論是男性還是女性，其受教育水平普遍不高。從此部分樣本構成看：超過56%的老人沒有接受過教育；僅有36%的老人接受過初等教育；而接受過中等教育和高等教育的更是鳳毛麟角（其比例分別是7%和0.2%）。在這一認知思維的支配下，農村老人的健康理念十分淡薄，對健康的「自我認知偏差」現象很突出。特別是在老年男性中的表現更為明顯。在他們的認知思維中，只有當健康狀況惡化的時候才會求醫問藥。殊不知，此時已是杯水車薪了。

（二）思考與建議

（1）高度重視醫療支出中的收入效應，加快完善新型農村社會養老保險建設，不斷提高農村老年人的收入水平，改善農村老年人的收入結構，切實增強農村老人的醫療支付能力，促進其醫療需要轉化為醫療需求。

（2）對醫療支出上漲的解釋：參加醫療保險後，由於「貨幣幻覺」造成老年人醫療行為的非理性，無論疾病存在與否、嚴重與否，都傾向於享受更多的醫療服務，從而使得醫療支出出現不降反升的現象。補充醫療保險引發醫療支出上升的一個重要原因是：補充醫保通常由商業保險公司承保，其間的逆向選擇和道德風險使得保險公司往往對醫療費用缺乏必要和有效的監控。取而代之的是不菲的投保價格、高昂的理賠門檻和較低的報銷比例，這無疑降低了補充醫保的性價比，拉高了醫療支出水平。老年男性醫療支出高於老年女性的原因有二：一是從出生起，男性就比女性面臨更多的危險，特別是進入中年後男性發生器質性病變和出現心理疾病的概率都比女性大，因而男性發生急病、重病的概率高出女性很多。加之男性的就醫概率普遍小於女性，有病不醫，小病養成大病，其醫療支出自然就比女性高。二是由於女性要比男性忍受更多的病痛，她們對健康風險的規避程度高於男性。所以無論是中醫還是西醫，在其誕生初期就有了婦科，對女性疾病的研究、治療與預防已經相當深入。而男科在中國的歷史卻只有短短20年，整體水平亟待提升。

（3）加快補充醫療保險建設，提升醫療保障水平。根據李華的調查研究，新農合保「大病重病」的政策遠沒有實現，保障力度僅為29.1%。這除了有

新農合政策設計的原因外，筆者認為更重要的是相互促進、分工明確的雙層醫療保障網還沒有發揮出應有的作用。縱觀社會保障制度健全的國家，其醫療保障體系一般是通過政府和企業合作構建起一張以基本醫療保險為基礎、以補充醫療保險為補充的雙層結構的安全保障網。公民的基本醫療保險由政府主導的社會保障網提供，在此之外的風險保障則由補充醫療保險公司承擔。然而中國的現實是：基本醫療保險對補充醫療保險的擠出效應非常明顯。其根本原因還在於長期以來，我們缺乏對基本醫療保險和補充醫療保險關係的正確認識，由此帶來的政策信號紊亂使本質相異的二者間形成了一種不正當的業務競爭關係，致使補充醫療保險的發展嚴重滯后於經濟社會發展的需要。這既不符合市場規律，同時也不利於社會安全網的完善，讓原本相互促進的合作關係變成了相互牽制的競爭關係。因而，在穩步推進新農合建設的同時，應該積極重視發展補充醫療保險，逐步加大基本醫療保險中購買補充醫療保險服務的比重，構建一個涵蓋個人、政府和商業機構的合理的風險分擔機制，讓商業保險在醫療保障體系中發揮重要作用。

（4）重視農村醫療保障中的性別差異，完善農村老人的養老保障制度，提高農村女性的醫療保健水平。社會性別差異使得女性存在著一種持續一生的「累積」弱勢地位。在中國農村，這種弱勢地位更為明顯。其形成根植於農村女性低下的社會經濟地位、家庭角色扮演中的「先天形成」與「后天強化」以及傳統世俗觀念的固化。在社會保障體系的設計與實施中應該給予女性更多的傾斜和照顧；加大農村老人生活來源中的養老金比例，特別是要改變農村老年女性過多依賴於家庭子女支持的狀況，改善她們的經濟地位。通過增加她們的可支配收入來增強她們的即期消費能力。此外還應通過喜聞樂見的形式增強農村老年女性的自主意識，讓她們積極參與到社會生活中來。

（5）重視老年人的婚姻狀況。常言道：「少時夫妻老來伴。」人到晚年最害怕的就是孤獨。近年來農村湧現出大量的「空巢老人」，他們的孤獨、寂寞感更為嚴重。不良心理情緒往往是一些老年疾病的重要誘導因素。因此，要想在應對老齡化過程中減少老年人醫療支出，一個行之有效的手段就是積極為老年人創造一個適宜的居住環境，讓他們能夠時刻得到精神慰藉，從而增強老年人的心理健康狀態。

（6）細分農村醫療衛生知識的宣傳模式，增強農村老人特別是老年男性的衛生健康意識，逐步實現醫療保障路徑從「保大病」向「保未病」轉變。根據農村老人疾病高發期不同的特徵，在醫療衛生知識的宣傳中做到有針對性，提高他們對疾病的知曉率，強化他們的主觀健康意識。通過預防保健、定期體檢和重視小病的方式來提高健康水平，降低醫療支出水平。

4 農村老年人的醫療服務利用研究

4.1 及時就醫意願的性別差異研究

4.1.1 數據變量

本部分數據在剔除60歲以下（含60歲）以及缺乏相關變量的樣本后，最后入選的有效樣本數為5,715個。變量設置如下：

1. 因變量

老年病以慢性病為主，因而及時就醫意願能反應老年人獲取醫療服務與否的重要替代變量。這裡用「過去一個月看過門診沒有」來反應老年人的及時就醫意願。

2. 自變量

自變量分為5個維度，分別是醫保維度、人口維度、經濟維度、健康維度和代際支持維度。表徵醫療保險維度的變量是有無醫療保險和醫療保險類型兩個。表徵經濟維度的變量包括人均年收入和家庭固定資產。其中，前者體現即期消費能力，后者體現遠期消費能力。表徵人口維度的變量包括年齡、戶口所在地、教育水平和居住狀況。表徵健康需求維度的變量是老年人自我健康狀況評價變量。表徵代際支持維度的變量是家庭規模和子女經濟資助變量。具體情況參見表4.1。

表 4.1 　　　　　　　　　　　　　變量描述性分析

變量類型	名稱	定義	平均值	標準差
		因變量		
及時就醫（Medi）	過去一個月看門診沒有	看過＝1；沒有＝0	0.202	0.401
		自變量		
醫保因素（Insu）	有無醫療保險	有＝1；無＝0	0.936	0.245
	醫療保險類型	社會醫療保險＝1；商業醫療保險＝0	0.845	0.362
人口因素（Demo）	性別	男＝1；女＝0	0.487	0.500
	年齡(歲)	60～75＝1；76～89＝2；90以上＝3	1.183	0.409
	教育水平	未接受教育＝1；接受初等教育＝2；接受中等教育＝3；接受高等教育＝4	0.381	0.635
	居住狀況	同居(已婚且同住和未婚且同住)＝1；獨居(離婚、喪偶和未婚)＝0	0.725	0.446
經濟因素（Econ）	人均年收入(萬元)	Ln(過去一年總收入)	1.538	2.965
	固定資產	是否有全產權房產：有＝1；無＝0	0.476	0.499
健康因素（Heal）	自我健康狀況評價	不知道＝0；差＝1；一般＝2；好＝3；很好＝4；非常好＝5	4.687	1.002
代際支持（Gene）	家庭規模	子女數量(個)	0.035	0.253
	子女經濟資助	有＝1；沒有＝0	0.186	0.389

4.1.2　研究方法

1. 隊列分析

隊列分析主要考察不同性別農村老年人在不同維度的影響下及時就醫意願的差異性。我們採用顯著性水平為 0.05 的樣本均值 t 檢驗和隊列分析來確證其顯著性差異。

H_0：老年男性與老年女性之間不存在性別差異

H_1：老年男性與老年女性之間存在性別差異

2. Logistics 分析

由於及時就醫意願是二分類變量，因而我們採用多因素 Logistics 迴歸模型來分析自變量的影響程度。基本思路是將單因素分析中與因變量具有顯著關聯的變量帶入 Logistics 模型中分析。基本形式如下：

$$P(y=1\mid x)=\frac{\exp(\beta_1\text{Demo}+\beta_2\text{Econ}+\beta_3\text{Heal}+\beta_4\text{Insu}+\beta_5\text{Gene})}{1+\exp(\beta_1\text{Demo}+\beta_2\text{Econ}+\beta_3\text{Heal}+\beta_4\text{Insu}+\beta_5\text{Gene})} \quad (4.1)$$

根據研究設計，對（4.1）式兩邊取對數后有：

$$\text{Logit}(\frac{P_i}{1-P_i}) = \alpha + \beta_1\text{Demo} + \beta_2\text{Econ} + \beta_3\text{Heal} + \beta_4\text{Insu} + \beta_5\text{Gene} + \xi_i \tag{4.2}$$

如果從這個模型中得到 β 的估計值 $\hat{\beta}$，就可以估計出第 i 個樣本有（或無）的可能性 $\hat{P}_i$。具體做法是首先在全樣本模型中放入通過顯著性分析的變量，考察這些變量是否是及時就醫意願的影響因子。然后分性並構建模型，考察及時就醫意願是否存在性別差異以及差異表現。所有分析均在STATA中完成。

4.1.3 分析結果

1. 顯著性分析結果

從表4.2看，女性選擇及時就醫的比例為40.46%，男性選擇及時就醫的比例為39.36%，這說明農村老年人及時醫療服務利用不足。樣本均值檢驗結果顯示男性和女性在及時就醫意願上存在著顯著的性別差異（$P<0.05$）。因而我們可以說女性的及時就醫意願強於男性。

表4.2　樣本均值 T 檢驗結果

	及時就醫	未及時就醫	樣本量	$\bar{x}$	Sx	95% CI	
女	40.46%	10.88%	2,972	0.212	0.007	0.197	0.227
男	39.36%	9.30%	2,816	0.191	0.007	0.177	0.206
$X^2=3.932$	$P<0.05$		性別差異 T 檢驗		$t=1.983$	$P<0.05(P=0.023,7)$	

表4.3是不同年齡老年人的及時就醫意願隊列結果。我們可以發現，60~75歲的低齡段老年人的及時就醫意願存在著明顯的性別差異（$P<0.05$），女性比男性的及時就醫意願高出10.53%；中齡段和高齡段老年人的及時就醫意願不存在顯著的性別差異（$P>0.05$）。這說明我們應該重視低齡段老年人醫療利用水平。

表4.3　年齡隊列分析結果

	樣本量	$\bar{x}$	Sx	95% CI	
60~75歲					
女	2,403	0.210	0.008	0.194	0.226
男	2,376	0.190	0.008	0.174	0.206
性別差異 T 檢驗		$t=1.721$		$P<0.05(P=0.042,7)$	
76~89歲					
女	532	0.222	0.018	0.186	0.257

表4.3(續)

	樣本量	$\bar{x}$	Sx	95% CI	
男	425	0.191	0.019	0.153	0.228
性別差異 T 檢驗		$t=1.189$	ns.($P>0.05$)($P=0.117,3$)		
90歲以上					
女	36	0.194	0.067	0.059	0.330
男	15	0.333	0.126	0.063	0.604
性別差異 T 檢驗		$t=-0.974$	ns.($P>0.05$)($P=0.829,9$)		

註：ns. 表示不顯著

表4.4是及時就醫意願的教育隊列分析結果。從結果看，未接受過教育的農村老年人在及時就醫意願上沒有差異（$P>0.05$）。接受過初等教育和中等教育的老年人在及時就醫意願上存在顯著差異（$P<0.05$）：女性比男性分別高出22.58%和48.09%。

表4.4　　　　　　　　教育隊列分析結果

	樣本量	$\bar{x}$	Sx	95% CI	
未接受教育					
女	2,309	0.205	0.008	0.189	0.222
男	1,753	0.195	0.009	0.176	0.213
性別差異 T 檢驗		$t=0.850,3$	ns.($P>0.05$)($P=0.197,6$)		
接受過初等教育					
女	556	0.228	0.018	0.193	0.263
男	693	0.186	0.015	0.157	0.215
性別差異 T 檢驗		$t=1.825$	$P<0.05$ ($P=0.034$)		
接受過中等教育					
女	107	0.271	0.043	0.185	0.357
男	366	0.183	0.020	0.143	0.223
性別差異 T 檢驗		$t=1.845$	$P<0.05$ ($P=0.034$)		

註：ns. 表示不顯著

2. Logistic 迴歸結果

從全部樣本來看，顯著影響農村老年人及時就醫意願的變量是教育程度、醫療保險和經濟收入，且這些通過顯著性檢驗的變量對及時就醫意願均呈現正向影響。就教育程度來說，接受過教育的老年人其及時就醫意願是未接受過教

育的3.26倍（$P<0.01$）；接受過初等教育的老人是未接受過初等教育的老人的2.71倍（$P<0.05$）；接受過中等教育的老人是未接受者的2.66倍（$P<0.05$）。就醫療保險變量來說，擁有醫療保險的及時就醫意願比未擁有醫療保險的高出2.89倍（$P<0.1$）；其中擁有社會醫療保險的影響顯著（$P<0.1$），其比例是2.38倍。就經濟收入來說，隨著人均年收入的提高，老年人的及時就醫意願將隨之提高1.64倍（$P<0.05$）。就健康狀況自評來說，自評健康狀況非常好的老人其及時就醫意願高出其他老年人4.37倍（$P<0.05$）。迴歸結果見表4.5：

表4.5　　　　　　　　　　Logistic 迴歸結果

	全部樣本		男性		女性	
	趨勢比	Sx	趨勢比	Sx	趨勢比	Sx
性別	0.95	0.07	—	—	—	—
60~75歲	1.07	0.10	1.02	0.14	1.10	0.14
90歲以上	0.95	0.36	0.62	0.48	1.11	0.50
未接受教育	1.45***	0.13	1.39***	0.18	1.73***	0.26
初等教育	1.31**	0.13	1.10	0.14	1.75***	0.30
中等教育	1.30**	0.18	1.07	0.17	2.23**	0.57
高等教育	1.53	1.78	1.57	1.83	—	—
同居	0.98	0.08	0.87	0.10	1.05	0.11
不知道	1.64	1.93	—	—	3.43	4.95
非常好	1.68**	0.36	1.51	0.45	2.07**	0.63
很好	1.17	0.15	1.28	0.24	1.11	0.19
好	1.11	0.11	1.25	0.18	1.01	0.13
一般	1.10	0.10	1.12	0.16	1.09	0.13
有無醫保	1.36*	0.26	1.59*	0.44	1.19	0.31
社會醫保	1.22*	0.15	1.04	0.18	1.43**	0.24
商業醫保	1.26	0.24	1.18	0.34	1.37	0.36
人均年收入	0.97**	0.01	0.97	0.02	0.97*	0.02
是否有固定資產	0.96	0.07	0.81**	0.09	1.11	0.11
家庭規模	0.80	0.13	1.07	0.22	0.61**	0.15
子女經濟幫助	1.15	0.10	1.36**	0.18	1.00	0.12
樣本數	5,715		2,779		2,936	
χ^2	$P=0.000$		$P=0.083$		$P=0.000$	

表4.5(續)

	全部樣本		男性		女性	
	趨勢比	Sx	趨勢比	Sx	趨勢比	Sx
Pseudo R^2	0.009		0.010		0.015	
Log likelihood	-2,868.36		-1,352.19		-1,503.63	

註：*、**、*** 分別表示 $P<0.1$，$P<0.05$，$P<0.01$；0.000 表示小於 0.001

從分性別樣本看，除了上述變量影響顯著外，代際支持的性別差異亦十分顯著。在男性樣本中，擁有醫療保險的及時就醫意願是沒有醫療保險的3.91倍（$P<0.1$）；擁有全產權房產男性的及時就醫意願是未有全產權房產老人的1.24倍（$P<0.05$）；子女有經濟資助的老人是未有子女資助老人的2.89倍（$P<0.05$）。

在女性樣本中，接受過初等教育（$P<0.01$）的女性，其及時就醫意願比未接受教育者高出11.39%，接受過中等教育（$P<0.05$）的女性是未接受者的3.55倍。擁有社會醫療保險的女性的及時就醫意願是未有者的3.18倍（$P<0.05$）。人均年收入增加一元，及時就醫意願將增加1.64倍（$P<0.1$）。家庭規模大，子女多，女性的就醫意願將上升84.43%（$P<0.05$）。健康狀況自評非常好的女性是其他女性的6.92倍（$P<0.05$）。影響顯著的變量是教育程度、醫療保險、經濟收入以及代際支持中的家庭規模。

4.1.4 結論與政策含義

本書利用CHARLS提供的中國健康與養老追蹤調查數據分析了影響農村老年人及時就醫意願的因素。結果表明：

（1）農村老年人的及時就醫意願存在著明顯的性別差異：女性的及時就醫意願強於男性，特別是低齡段老年人和接受過初等教育和中等教育的老年人中間，這種差異極為顯著。這要求我們要特別重視性別差異，通過提供寬領域、多層次、強指向的服務來滿足農村老年人醫療健康需求。

（2）從整體情況看：①身體健康狀況越好、受教育程度越高的農村老年人，其及時就醫的積極性越高。這符合「教育程度、健康狀況與醫療需求呈正相關關係」的一般結論。②醫療保險能有效地促進農村老年人就醫積極性。這與其他學者的看法一致。③由於農村老年人以退休金、養老金為主要生活來源的比例遠低於城鎮老年人，因而其醫療需求的收入效應十分顯著。由此可見，提高他們的收入水平能顯著地增強他們的就醫積極性，滿足他們的醫療服務需求。因此，在新型城鎮化的當下，破解城鄉醫療服務不均衡的一個著力點

應該是盡快全面推廣和完善新型農村社會養老保險體系。在實現「廣覆蓋」的普惠制基礎上逐年提高保障水平，使農村老年人形成良好的收入預期。

（3）就性別情況看：①子女的代際支持對農村老年人的就醫積極性有著顯著的影響。家庭規模越大，女性就醫意願也就越高；而男性則依賴於子女的直接經濟支持。這與宋璐的結論一致。②在經濟狀況的影響中，男性更依靠房產等固定資產的遠期保障；女性則更多依賴於經濟收入和社會醫療保險的即期保障。③教育狀況對就醫意願的性別差異顯著。此外，從健康狀況角度看，老年人及時就醫意願的健康效應也是女性強於男性。這揭示了我們在提高農村老年人的醫療保健意識中要有針對性，應依據不同性別老人的差異，選擇他們喜聞樂見的方式。比如針對農村女性宜採用不定期的小型講座、義診、諮詢等形式增強她們對女性常見疾病的辨識能力；而對男性則應提高他們的衛生健康意識，強化其主觀健康意識。

4.2 農村老年女性的醫療服務利用

4.2.1 研究背景

正如聯合國前秘書長安南在國際老年人年儀式上所強調的一樣：「在老齡化過程中，我們還應特別注意性別差異問題。在幾乎所有的地方，女性的壽命更長於男性。但是，女性老人一般比男性老人更貧窮，患慢性病及因病致殘的比例更高，也更容易受到歧視和忽視。」在中國，農村老年女性存在三重劣勢——地域劣勢、性別劣勢和年齡劣勢。這三重劣勢的疊加使農村老年女性日益弱勢化：她們總是更少、更晚地從社會發展中受益，經濟保障水平低，物質生活貧乏，需要贍養而得不到贍養；健康狀況問題多，醫療保障缺失，需要關注而又得不到關注。與之相對應，社會和家庭震盪產生出的各種衝擊和困難卻又總是先作用於農村老年女性身上。因而從某種程度上說，老齡化問題也將演變成老年女性問題。因此，能否根據中國實際情況，切實解決好廣大農村老年女性的老有所醫、老有所養問題，給她們創造一個健康、積極、多彩、有尊嚴的晚年生活，既是中國解決老齡問題的核心所在，又是每個農村老年女性的夢想歸宿，更是全面建成小康社會的重要體現。

4.2.2 相關研究

西方學者關於「雙重危險」的假定認為：老年女性由於面臨著「女性」

和「老年」這兩種不利地位的負面影響，其健康福利處於特別的劣勢地位。這一假定得到了的國內外學者的實證性支持，比較一致的觀點是：儘管女性比男性的壽命長，但是女性的慢性病和急性病發病率高於男性，而且女性在其一生中所要忍受的病痛比起男性多得多。因而女性對醫療服務的需求大於男性。但是，女性醫療服務的有效利用程度往往不及男性，女性對醫療服務的利用受到經濟狀況的影響程度也明顯大於男性。男性老人自我承擔醫療支出的能力更強，更多地取決於自身的潛在因素；而女性老人的醫療支出則更多依賴於家庭和子女支持等誘發因素。這種社會性別差異將會持續一生，由此，導致老年女性比男性在社會經濟、心理和健康方面都更加脆弱。老年女性比老年男性的帶病期更長，更容易受到功能障礙的困擾，對自我健康的評價也就更低。

目前，國內學者從社會經濟角度專門研究農村老年女性健康問題的不多，更多是將農村老年女性的健康問題作為老年人口現狀研究課題的一個子課題。比如，姜向群、楊菊華認為，中國老年婦女的健康狀況隨年齡的增長而降低，農村女性老人的健康水平最差，並且健康的城鄉差異強於性別差異。王晶等認為，超過一半的農村老年婦女身體健康狀況較差，但其心理健康狀況則較好；婦科疾病的發病率高，且健康意識差，不知道如何保養身體、維持健康。此外，新農合政策對農村老年女性的傾斜不夠，致使其體弱多病率遠高於男性。韋豔等認為，社會經濟狀況限制著老年女性的就醫積極性。例如個人經濟狀況是制約老年女性生殖健康檢查的主要因素；農村老年女性的社會交往頻率和交往對象也影響著她們的健康自評。宋璐、左東梅認為農村老年女性的醫療支出水平較低，大多依賴於家庭和子女的經濟支持。

4.2.3 研究框架

此部分在經典健康行為模型基礎上構建一個涵蓋人口因素、健康因素和社會經濟因素的擴展健康行為模型。基本形式如下：

$$C_m = f(\text{Econ}_i, \text{Insu}_i, \text{Heal}_i, \text{Demo}_i, \varepsilon_i)$$

其中，C_m 表示醫療利用，解釋變量劃分為社會經濟地位（SES）、健康需求和人口禀賦三類。社會經濟地位由經濟因素和醫療保險因素構成。Econ 表示經濟因素，由人均收入和家庭資產兩個變量組成，家庭資產分為固定資產和金融資產兩部分。Insu 表示老年人的醫療保險，這裡主要指新型農村合作醫療（簡稱「新農合」）。Heal 表示農村老年女性的健康需求，分為自我健康狀況評價和是否知曉老年病兩個變量。Demo 表示人口特徵，由年齡、教育水平和居住狀況等變量構成。ε 表示隨機誤差。

本研究從兩個方面展開：第一是農村老年女性的醫療利用狀況，即生病后她們是到正規醫療機構就醫還是自己「對付」了事；第二是影響她們就醫治療的因素是什麼。

4.2.4 數據來源與研究方法

（一）數據選取和概況

根據研究需要，此部分只保留了 55 歲以上、居住地為農村的女性樣本，最后入選的有效樣本數為 591 個。

樣本的人口學特徵如下：①55~65 歲 325 人，占 54.9%；66~75 歲 167 人，占 28.3%；76~85 歲 82 人，占 13.9%；86 歲以上 17 人，占 2.9%。樣本以中低年齡段老年女性為主。②受教育水平為文盲的 449 人，占 76%；接受過初等教育的 128 人，占 21.7%；接受過中等教育的 14 人，占 2.3%；接受過高等教育的 0 人。樣本整體受教育程度不高。③獨居老年女性為 138 人，占 23.4%；有異性伴侶同居的為 453 人，占 76.6%。④有醫療保險的 296 人，占 50.1%；沒有醫療保險 295 人，占 49.9%。⑤人均年收入為 4,402.8 元，標準差為 4.31 元。整體收入水平非常低下。⑥「知曉」老年病的僅有 133 人，占 22.5%；「不知道」的 458 人，占 77.5%。⑦健康狀況自評「差」和「很差」的合計 171 人，占 28.9%；「不清楚」人數為 321 人，占比高達 54.3%；「好」和「較好」的合計 99 人，占 16.8%。

（二）研究方法

1. 變量設置

（1）因變量。農村老年女性的醫療服務利用是指：生病后，她們到正規醫療機構接受治療。該變量用「過去一個月生病后是否接受治療」來表示。老年人的疾病以慢性病為主，患病率高達 54%，疾病類別依次為高血壓、心臟病、貧血、冠心病和氣管炎。這類疾病通常有一個起始期，即發病初期不易察覺，一般不會馬上就醫，要等病症完全明顯后才去就醫。

（2）自變量。表徵社會經濟地位的變量包括醫保自付率、有無醫療保險、人均年收入和家庭固定資產等。社會經濟地位對醫療消費的影響路徑是：隨著收入水平的提高，對健康的需求增加，醫療支出水平也提高。因而收入水平高的患者往往代表了其具備較高的支付能力。這裡人均年收入反應農村老年女性的即期醫療消費能力，家庭固定資產變量反應遠期醫療消費能力。表徵健康需求因素的變量包括老年人自我健康狀況評價和是否知曉老年病兩個變量。這兩個變量反應了老年人對自身健康狀況的主觀感受，它們對醫療消費的影響表現

為間接效應。這種效應通常與社會經濟地位相聯繫：收入較低的人，健康狀況較差，患病的概率更高，患病后的醫療支出也更高。表徵人口稟賦因素的變量包括年齡、教育水平和居住狀況。以往研究表明，個體特徵可能會對患者的就醫方式選擇產生影響。比如受教育水平的高低與醫療消費呈正相關關係：受教育程度低的人會更多地使用健康資本，致使健康資本的折舊率保持較高水平，從而表現為生病的概率更大，醫療支出數額也更高。此外，老人的居住狀況是一個重要的變量：通常獨居老人的健康狀況較之有伴侶的老人更差，其潛在的醫療支出也更高。因而居住狀況是改善個體生活和健康狀況的最基本要素（見表 4.6）。

表 4.6　　　　　　　　　　變量描述性分析

變量類型	名稱	定義	樣本量（人）	比例（%）
		因變量		
醫療服務利用	過去一個月生病后是否接受治療	是 = 1	25	4.2
		否 = 0	566	95.8
		自變量		
醫保因素（Insu）	醫保自付率（%）	個人醫療支出/醫療總支出	54.3%	—
	有無醫療保險	有 = 1	296	50.1
		無 = 0	295	49.9
人口因素（Demo）	年齡（歲）	55~65 歲 = 1	325	55.0
		66~75 歲 = 2	167	28.3
		76~85 歲 = 3	82	13.9
		86 歲以上 = 4	17	2.9
	教育水平	文盲 = 1	449	76.0
		接受過初等教育 = 2	128	21.7
		接受過中等教育 = 3	14	2.4
		接受過高等教育 = 4	0	0
	居住狀況	獨居（離婚、喪偶和未婚）= 0	138	23.4
		同居（已婚且同住和未婚且同住）= 1	453	76.6
經濟因素（Econ）	人均年收入（元）	Ln（人均年收入）	4,402.8	—
	家庭固定資產（萬元）	房屋及其他固定財產；Ln（家庭固定資產）	17.6	—

表4.6(續)

變量類型	名稱	定義	樣本量（人）	比例（%）
健康因素（Heal）	健康狀況自我評價	不知道=0	321	54.3
		很差=1	68	11.5
		差=2	103	17.4
		一般=3	50	8.5
		好=4	36	6.1
		非常好=5	13	2.2
	是否知曉老年病	知曉=1	133	22.5
		不知曉=0	458	77.5

2. 計量方法

醫療服務利用是二分類變量，因而採用Logistics迴歸模型來分析。基本形式如下：

$$P(y=1\mid x)=\frac{\exp(\beta_1 Demo+\beta_2 Econ+\beta_3 Heal+\beta_4 Insu)}{1+\exp(\beta_1 Demo+\beta_2 Econ+\beta_3 Heal+\beta_4 Insu)} \quad (4.3)$$

根據研究設計，對(4.3)式兩邊取對數后有：

$$\mathrm{Logit}(\frac{P_i}{1-P_i})=\alpha+\beta_1 Demo+\beta_2 Econ+\beta_3 Heal+\beta_4 Insu+\xi_i \quad (4.4)$$

如果從這個模型中得到 β 的估計值 $\hat{\beta}$，就可以估計出第 i 個樣本有（或無）的可能性 $\hat{P}_i$。所有分析均在STATA中完成。

4.2.5 數據分析與結果

（一）醫療服務利用的一般狀況

在醫療利用狀況方面，樣本中僅有不足5%（25人）的老年女性生病時能夠治療（表4.7），超過95%的老年女性在生病時未採取治療。這說明農村老年女性的醫療服務利用水平很低。

表 4.7　　是否有醫療保險與是否治療的關係

採取治療與否	無醫療保險 N	無醫療保險 %	有醫療保險 N	有醫療保險 %
否	293	49.58%	273	46.19%
是	2	0.34%	23	3.89%

下面我們對未採取治療的情況進行分類描述分析。

1. 醫療保險與就醫治療

在未採取治療的農村老年女性中，有醫療保險和無醫療保險的比例分別為46.19%和49.58%。

2. 婚姻居住狀況與就醫治療

老年女性中，未採取治療的比例，獨居無伴侶的是23%（圖4.1），同居有伴侶的是77%。這是一個很有意思的現象。按理說，有伴侶老年人的就醫狀況應該好於沒有伴侶的，因為有伴侶就意味著生活中有一個可以隨時發現病情並督促其就醫的人，但結果卻與理論相反。我們認為可能的原因是：在中國農村，對於農村女性來說，家庭成員重要性的排序是丈夫→孩子→父母，最後才是自己。這種「從屬」的角色地位使得女性很少關注自身的健康狀況。中國老齡科學研究中心的一份調查資料顯示：在農村地區，老年婦女「由自己當家做主」和「家庭中辦大事花錢自己說了算」的比例分別僅為28%和25.1%，均比男性低近30個百分點。

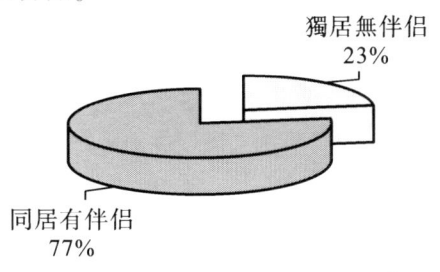

圖4.1 未採取治療的居住狀況分佈

3. 年齡與就醫治療

從年齡分佈結構看（圖4.2），未採取治療的農村老年女性多集中在55~65歲這個年齡段，占比達52.45%；其次是66~75歲年齡段，占比為27.41%。75歲以上的高齡老人未採取治療的比例僅為13.2%和2.71%。

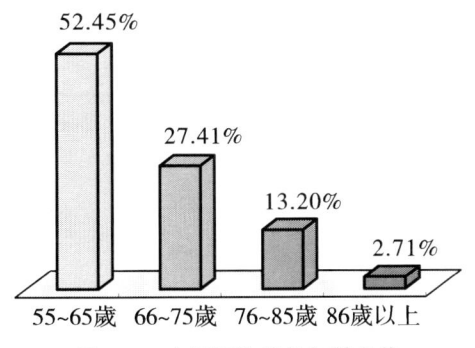

圖4.2 未採取治療的年齡分佈

4. 受教育程度與就醫治療

從未採取治療的農村老年女性受教育程度分佈來看（圖4.3），文盲程度的女性有病未治的比例最高，達73.43%。隨著文化程度的提高，比例隨之下降。這一方面與受教育程度與健康狀況正相關的理論預期相符，另一方面也與中國農村婦女文化程度低、觀念陳腐的現狀一致。

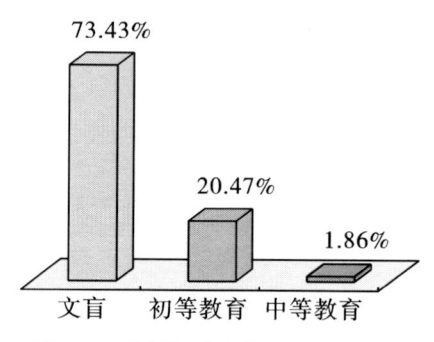

圖4.3 未採取治療的教育程度分佈

5. 健康自評與就醫治療

從農村老年女性的健康自評狀況分佈看（圖4.4），很多老年女性「不清楚」自己的健康狀態。同時這部分群體在未採取治療人群中的比例也最大，占到全部未採取治療人數的52.12%。在清楚自身健康狀況的老年女性群體中，自評為差和很差老年女性其未採取治療的比較最高，分別達到16.58%和10.66%。而自評身體健康狀況積極的老年女性，其未採取治療的比例也不斷降低，分別為8.12%（一般）、6.09%（好）和2.20%（好）。

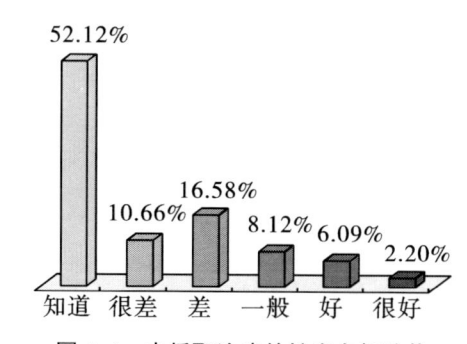

圖4.4 未採取治療的健康自評分佈

健康需求對醫療消費的影響是一種間接效應，下面我們通過變量進一步分析未採取治療的分佈情況，力圖進一步揭示農村老年女性醫療利用水平。

6. 婚姻居住狀況、健康狀況自評、受教育程度、年齡等的交叉分析

（1）在婚姻居住狀況與年齡的交叉分佈表（表4.8）我們可以發現，55~65歲和66~75歲兩個年齡段同居有伴侶女性的未採取治療比例最高，分別達到36%和25.8%。而高齡老人（無論是否有伴侶）其未採取治療的比例最低，分別是2.5%和4.1%。

表4.8　未採取治療的婚姻居住狀況與年齡的交叉分析

	55~65歲 N	55~65歲 %	66~75歲 N	66~75歲 %	76~85歲 N	76~85歲 %	86歲以上 N	86歲以上 %	總計
獨居無伴侶	54	9.5	44	7.8	16	2.8	14	2.5	128
同居有伴侶	204	36.0	146	25.8	65	11.5	23	4.1	438

（2）在健康狀況自評與年齡的交叉分佈中（表4.9），55~75歲的中低年齡段老年女性由於還具有勞動能力，她們常常對自己身體的健康狀況缺乏足夠關注，因而她們生病后未採取治療的比例最高，分別達到25.7%和17.1%。同時，這一年齡段的老年人即便知道自己的身體狀況不佳，但由於大量的生活瑣事又時常讓她們缺乏充足的「時間」和「空間」來為自己求醫問藥。

表4.9　未採取治療的健康狀況自評與年齡的交叉分析

	不知道 N	不知道 %	很差 N	很差 %	差 N	差 %	一般 N	一般 %	好 N	好 %	總計
55~65歲	146	25.7	9	1.6	68	12.0	13	2.3	22	3.9	258
66~75歲	97	17.1	10	1.8	79	13.9	4	0.7	—	—	190
76~85歲	38	6.7	1	0.2	22	3.9	14	2.5	6	1.1	81
86歲以上	37	6.5	—	—	—	—	—	—	—	—	37

（3）在老年病知曉度與教育程度的交叉分佈中（表4.10），受教育程度低的老年女性對老年病的知曉度很低，特別是未受過教育的老年人，超過一半對老年病幾乎一無所知。

表4.10　未採取治療的老年病知曉度與教育程度的交叉分佈

	不知曉 N	不知曉 %	知曉 N	知曉 %	總計
文盲	332	58.7	102	18.0	434
初等教育	99	17.5	22	3.9	121
中等教育	9	1.6	2	0.4	11

7. 小結

通過對就醫治療的描述性分析，我們可以得到如下一些基本特徵：

（1）從老年女性整體看，同居無伴侶的老年女性的未採取治療比例較獨居有伴侶者低。隨著年齡和受教育程度的增加，未採取治療的比例都逐漸降低。大部分女性對自己的健康狀況都不甚瞭解，相應地其未採取治療的比例也最高。

（2）從交叉分類看，低齡段（55~65歲）和中齡段（66~75歲）同居有伴侶女性的未採取治療比例最高。同時，這兩個年齡段的老年女性因為還具有勞動能力，加之日常的生活瑣事常常讓她們忽視對自身健康狀況的關注，從而造成其不治療比例較高。此外，文化水平低、觀念陳腐也制約著她們的醫療服務利用。

（二）醫療服務利用與支出分析

為了進一步考察導致農村老年女性醫療利用水平低下的原因，我們對問題——「過去一個月生病後是否接受治療」中選擇了「否」的樣本建立 Logistics 模型，通過對模型自變量的顯著性檢驗來探究深層次的原因。從表4.11我們可以發現，Logistics 模型的 Pseudo R^2 為 0.255 且通過 1% 水平下的顯著性檢驗，這說明建構的模型能夠很好地反應實際現象。

表 4.11　　　　　　　未利用醫療服務的 Logistics 分析

自變量	對照組	系數（β_i）	S. E	95% CI	
醫療自付比例	—	0.730	0.966	-1.164	2.625
有無醫保	無	-2.364**	0.962	-4.250	-0.478
婚姻居住狀況	獨居	1.266**	0.548	0.191	2.340
老年病知曉度	不知曉	-0.497	0.510	-1.496	0.501
55~65		0.116	1.228	-2.290	2.522
66~75	86歲以上	0.817	1.238	-1.610	3.244
76~85		0.863	1.259	-1.605	3.331
文盲	高教	2.386**	0.926	0.571	4.201
初教		1.766*	0.979	-0.153	3.685
健康自評不知道		0.243	0.855	-1.433	1.919
健康自評很差	健康自評非常好	-0.359	0.958	-2.238	1.519
健康自評差		0.089	0.950	-1.773	1.951
人均年收入	—	-0.631**	0.234	-1.089	-0.173

表4.11(續)

自變量	對照組	Logistics 模型 系數 (β_i)	S. E	95% CI	
家庭資產	—	-0.158	0.167	-0.485	0.170
常數	—	7.412**	2.686	2.147	12.676
Pseudo R^2			0.255		
Prob>chi^2			0.000		

說明：*、** 代表1%和5%水平上顯著

通過對 Logistics 模型結果的分析（表4.11），我們發現均通過顯著性檢驗的變量有「有無醫保」「婚姻居住狀況」「文化程度」和「人均年收入」4個。

就醫療保險因素和經濟因素來說，擁有醫療保險會促使農村老年婦女的未就醫概率下降90.6%[①]。人均年收入每增加1%，未就醫概率將下降46.8%。但是「家庭資產」變量對醫療服務利用沒有顯著影響。因此，即期收入對就醫積極性影響顯著，財富狀況對就醫積極性沒有顯著影響。這一現象可用收入效應和健康效應來解釋。經濟收入的增加，不僅增強了農村老年女性醫療支付能力，還增強了其健康意識。健康意識水平越高，醫療服務利用概率也就越高。

就人口特徵因素來說，「婚姻居住狀況」和「受教育程度」對農村老年女性的就醫治療起正向作用。同居有伴侶老人的就醫概率比獨居無伴侶老人的就醫概率低，前者是後者的2.54倍。文化程度越低的老年人其就醫概率也越低。接受過高等教育的老年女性，其就醫概率是未接受過教育女性的9.87倍，是僅接受過初等教育女性的4.85倍。

綜合來看，農村老年女性的醫療服務利用影響因素服從於農村老年人醫療利用一般規律，即醫療保險狀況和經濟狀況是影響她們利用醫療服務的關鍵因素。

4.2.6 結論與建議

農村老年女性的三重劣勢使得她們在醫療保健領域依然成為弱勢群體。

（1）從整體看，農村老年女性的醫療服務利用水平很低，生病後不到醫

[①] 該數據是對模型系數（β_i）進行指數化測量後得到的，計算公式為 e^{β_i}，表示模型系數每變化一個單位時發生比率的變動情況。若$\beta_i>0$，表示發生比增加，變動率為$1-e^{\beta_i}$；若$\beta_i<0$，表示發生比減少，變動率為$e^{\beta_i}-1$。下同。

療機構醫治的現象比較突出。這些老人具有如下一些特徵：同居有伴侶；低齡段（55~65歲）和中齡段（66~75歲）老人居多；文化程度普遍低下；健康意識較差。通過交叉聯列分析進一步發現：低齡同居有伴侶女性的醫療服務利用率最差；低齡段和中齡段老年女性由於文化程度不高且還具備相當勞動能力，常常忽視自己身體的健康狀況，所以醫療服務利用率也不高。

（2）在影響老人就醫的因素中，醫療保險因素、經濟因素和人口因素是三個重要的決定因素。從醫療保險因素看，有無醫療保險對就醫概率產生正向影響，即擁有醫療保險的農村老年女性，其未治療的比例較低。從經濟因素看，隨著人均年收入的增加，農村老年女性的就醫比例也隨之提升。由此可見，提升農村老年女性的經濟水平可以改善她們的就醫狀況。從人口因素看，婚姻居住狀況和教育程度對就醫積極性產生正向影響。其中值得引起關注的問題是：同居有伴侶老年人的未就醫概率比獨居無伴侶老年人高。理論預期認為，獨居無伴侶老人的健康狀況往往較同居有伴侶的老人差，其潛在的醫療支出也更高，而這裡的實證結果卻與之相反。我們認為其根源在於婦女「三重劣勢」中的性別劣勢。「男尊女卑」「從一而終」「好女不嫁二夫」等封建思想在中國農村不是殘根餘孽，而是根深蒂固。絕大多數婦女面對權益被侵害往往無能為力、聽天由命。在中國這個傳統的父系家庭體系國度裡，婦女在家庭中的從屬地位決定了她們處於極度劣勢，她們的生活基本上就是圍繞著配偶和子女轉。常年的辛勞讓她們顧不上自己的健康狀況，而當疾病被發現之時，已經是非常嚴重了。

（3）提高農村老年婦女醫療保健水平，除了提高其經濟水平、建立健全醫療保障體系外，我們應該以低齡段和中齡段的老年婦女為工作的重點，力爭做到以下兩點：第一，加強農村低齡老年婦女的法律維權意識，通過提高她們的社會公共參與意識和女性主體意識，不斷提升她們的社會經濟地位，破除「三重劣勢」對她們的束縛。第二，增強低齡段和中齡段老年婦女的醫療保健意識。定期和不定期地舉行小型講座、義診、諮詢、健康處方等活動，增強老年婦女特別是尚具備一定勞動能力的老年婦女的醫療保健意識。讓她們認識到更年期是婦科疾病的高發階段，實現從被動接受健康知識到主動參加保健培訓活動。

5 老年人的健康休閒研究

5.1 研究背景

随著社會的進步，中國老年人養老休閒需求日益凸顯。時代的發展使得老年群體的觀念在不斷轉變，他們傾向於選擇新的養老方式，希望通過這樣的方式來接觸較多的同齡老人，以滿足其情感上的需求。同時，很多老年人開始注重生活質量的提高，更加追求一種融娛樂、健康及知識等為一體的較高層次的休閒活動方式。在人口老齡化和國民休閒的雙重背景下，休閒養老作為一種新型的養老產業模式越來越受到社會各界的廣泛關注和喜愛。

2013年9月，國務院發布了《關於加快發展養老服務業的若幹意見》。該意見明確指出：「要使以健康服務、生活照料、文化娛樂、老年旅遊、產品用品、金融服務、體育健身等為主的養老服務業得到全面發展。」同年10月，國務院又印發了《關於促進健康服務業發展的若幹意見》，該意見提出：「健康服務業的發展目標應該達到健康管理並促進服務水平的明顯提高，健康養老與健康體檢、體質測定、諮詢管理、體育健身、中醫醫療保健及醫療保健旅遊等多樣性的健康服務得到較快較大發展。」此外，該意見還指出：「要支持傳播健康知識的機構發展，發展健康文化與旅遊，培育健康文化產業，並鼓勵有條件的地區面向國內及國際市場，整合當地綠色生態旅遊資源、中醫藥等特色保健養生資源及優勢醫療資源，發展體育、養生及醫療健康旅遊。」老年健康休閒作為健康養老服務產業的重要組成部分及重要表現形式，在養老服務業與健康服務業快速發展的背景下，不僅可以適應人口老齡化的社會發展需要，滿足老年人「老有所樂」「快樂養老」「健康養老」的要求，同時也將推動健康服務業與養老服務業的多元化發展。

5.2 相關研究

西方學者較早關注養老休閒對老年人生活的影響，且主要關注的是休閒動機、休閒決策與滿意度。其主要結論是：①休閒能克服老年人的憂鬱，改善健康狀況，促使其延年益壽。②老年人室外休閒活動與健康和長壽存在著定量關係。③人口統計因子與社會心理因子影響著老年人健康。④老年人的休閒時間、內容存在較大的城鄉差異。例如，Guinn 在研究中發現，老年人在健康休閒活動過程中表現出對休閒、健身等的強烈動機。Cathy 等在研究北京和上海的老年旅遊者時指出，改善身體狀況是其參與健康休閒旅遊的最主要動機。Fleischer 等指出老年人參加健康休閒旅遊，最主要的動機是休閒放鬆、身體鍛煉、社會互動、學習和醫療。Huang 等研究發現臺灣銀發族多數以休閒和放鬆為主要的健康休閒旅遊動機，社交活動及與家人相處是次要的動機，而追求驚險刺激則是最不重要的動機。不過 Romsa 在對老年健康休閒旅遊障礙因素的研究過程中發現，老年遊客身體條件、適應能力等不如年輕人，外出旅遊必然存在諸多限制性因素，他們常因為健康、財政和環境因素而放棄休閒活動。Crawford 等把老年健康休閒遊障礙因素歸納為三類（表 5.1），即個人內在障礙、人際障礙和結構性障礙。

表 5.1　　　　　　　　　老年健康休閒遊障礙因素

障礙類型	障礙解釋
個人內在障礙	指個體因內在心理狀態或態度影響其喜好或參與，如壓力、憂慮、信仰、焦慮、自我能力及休閒活動的主觀評價等
人際障礙	指個體沒有適當或足夠的參與夥伴而影響其參與及喜愛
結構性障礙	指影響個體喜好或參與的外在因素，如金錢、時間、資源和設備等結構上的障礙

與此同時，老年人的心理健康狀況也對其休閒活動的影響很大。Burton 的研究顯示，隨著年齡的增長，人的感覺與知覺的效果都呈現下降的趨勢，其健康休閒旅遊的出遊行為會受到影響。Lilja 等也在文章中表示，內心活動對老年人參加健康休閒旅遊具有重要影響，許多老年人向往並喜愛戶外活動，他們都渴望能出去走走，感受外面不一樣的世界，但是由於身體條件等方面的限制，對這些戶外活動有可能引起的傷害存在多方面的顧慮與擔憂，從而導致放棄健

康休閒旅遊出遊行為。

　　國內關於養老休閒方面的研究不多，其主要觀點及具有代表性的研究是：馬志光認為，在中國人口老齡化程度日益加劇的背景下，著重把握好老齡休閒群體這個市場，並為其提供多樣化、多層次、寬領域的健康休閒產品，對於解決由人口老齡化所引發的多種社會問題具有廣泛的現實意義，同時還指出中國政府應該與企業做到優勢互補，採取有力措施共同扶植、培育老齡健康休閒產業。鄭昌江等學者以人口老齡化的積極意義為研究視角，指出開發老年健康休閒市場對中國的休閒經濟以及整個國民經濟的發展有著良好的促進作用，好的老年健康休閒產品可以幫助提高老年人的晚年生活品質，此外，老齡化對中國社會經濟發展所產生的負面影響也能有效消除。魏立華等在研究中指出人口老齡化的發展趨勢在中國東部的大中城市日漸明顯，分析並探究了老齡人口和休閒產業經濟效益貢獻度及其相關性，為企業適應人口老齡化的發展趨勢提供對策建議，並開發適銷對路的健康休閒產品，加強健康休閒市場的資源整合，轉變傳統經營觀念與經營戰略，從而獲得更好的綜合收益。孫櫻對北京市區 50 個退休老年人四季休閒行為進行跟蹤調查，運用時間地理學的研究方法，揭示了大城市老年人日常生活行為、休閒活動的基本特徵及其時空分異規律。馬惠娣通過調查北京、上海等地老年人休閒活動狀況，發現中國老年人休閒活動內容較為庸俗，休閒活動被動，老年休閒觀念落後，社區休閒設施嚴重不足，並指出這一狀況的出現與政府、社區的引導不力以及老年人成長經歷有關。楊國良對成都市市民的休閒方式、休閒頻率、每次活動時空選擇、費用、滿意度等進行分析，得出了老年人休閒規律。林勇強、史逸通過調查北京某一小區老年人活動場地，結合環境行為與心理學原理和實際調查的結果，探討了老年人休閒行為的特點及其與室外活動地的關係。岳俊芳針對老年休閒市場的空缺，認為企業界應當重視拓展老年人在旅遊、娛樂、文化、體育、健身等方面的休閒活動市場。張祥晶通過抽樣調查發現老年人口注重提高休閒生活質量，且休閒種類多樣化，並已經向現代轉變，但休閒形態仍屬於傳統型。陳金華運用「行為模式」理論並結合問卷調查、訪談、實地考察等方法分析了福建省泉州市老年人休閒的特徵、時空選擇及休閒行為。龍建新通過數理統計方法從性別、受教育程度、收入水平等角度對江西省宜春市老年人體閒狀況進行了描述。徐永祥通過上海市某社區老年人日常休閒的調查，揭示了日常休閒與社區養老的內在邏輯。李小青通過對上海市閔行區老年人日常休閒的調查，揭示了日常休閒與居家養老的內在邏輯。嚴冬琴在研究了長江三角洲地區老年市場後

指出，老年人的休閒需求呈現多元化，在選擇行為中偏向於對健康有益的休閒環境、產品與服務活動。陳慶通過對昆明市四個區二百多位老年人進行的問卷調查與訪談，大致描述了城市老年人的休閒生活現狀。王琪延在北京市老年人休閒生活抽樣調查數據基礎上，運用聚類分析的方法將老年人口及其休閒行為分成三個類別，進行類間分析。

5.3 研究設計

5.3.1 研究方法

結構方程式模型（Structural Equation Modeling，SEM）是一種建立、估計和檢驗因果關係模型的多元統計分析技術。它包含了迴歸分析（Multiple Regression）、因子分析（Factor Analysis）、路徑分析（Path Analysis）和多元方差分析（Multivariate Analysis of Variance）等一系列多元統計分析方法，是一種通用的、線性的、借助理論進行假設檢驗的統計建模技術。

結構方程模型（SEM）由 3 個矩陣方程構成，主要測量各個隱變量之間的因果關係，分為結構模型（內部模型）與測量模型（外部模型）。

$$\eta = B\eta + \Gamma\xi + \zeta$$
$$y = \Lambda y\eta + \varepsilon$$
$$x = \Lambda x\xi + \delta$$

其中，η 為內生潛在變量組成的向量；ξ 為外生潛在變量組成的向量；ζ 是結構方程的誤差向量；ε 和 δ 分別為內生變量和外生變量的測量誤差向量。B 是內生變量間通徑系數組成的矩陣；Λy 和 Λx 為內生標示和外生標示的負載矩陣。

模型假設：①測量方程誤差項 ε、δ 的均值為 0；②結構方程殘差項 ζ 的均值為 0；③誤差項 ε、δ 與因子 η、ξ 之間不相關，ε 與 δ 不相關；④殘差項 ζ 與 ξ、ε、δ 之間不相關。

5.3.2 數據說明

在成都市主城區的 4 個居民社區和成都老年大學等處採用隨機抽樣的方法發放調查問卷 403 份，收回有效問卷 389 份，占總數的 96.52%。有效樣本數超過 95% 置信水平下的理論樣本容量 384 份。

在調查問卷的設計上，遵循李科特 5 點量表的設計思路，依據從低到高的原則設置 5 個選項，個別問題選項多於 5 個。在數據整理中，遇到選項多於 5 個的問題，通過對選項進行適當合併縮減至 5 個。同時，根據選項從低到高賦值：1~5 分。在對第一手數據進行加工整理的基礎上，運用結構方程模型（SEM）通過直接觀測一些外顯變量來間接觀測內在潛變量，找出潛在變量之間的結構關係。

在樣本數據的處理中發現個別變量存在缺失值。通過對有缺失值的樣本分析發現：首先，缺失值數量很少，最多缺失值為 5 個；其次，刪除有缺失值樣本后的分佈與總樣本分佈很接近，因而可以認定樣本的缺失值是隨機現象。侯杰泰（2004）認為，當缺失數據是隨機缺失時，多數處理方法得到的結果差別不大。出於對樣本完整性的考慮，在不改變樣本方差的情況下，在 SPSS16.0 中用樣本平均數來代替缺失值。得到的樣本特徵如表 5.2 所示：

表 5.2　　　　　　　　　　受訪老人樣本結構特徵

年齡結構		文化程度		退休前職業		婚姻狀況		購買醫療保險	
分類	比例（%）	分類	比例（%）	分類	比例（%）	分類	比例（%）	分類	比例（%）
65 歲以下	31	文盲	2	離退休幹部	29	未婚	2	否	8
65~70 歲	23	小學	10	退休工人	30	已婚	83		
71~75 歲	19	初中	32	退休教師	14	離異后未婚	2		
76~80 歲	19	高中	28	農轉非人員	2	離異后再婚	3	是	92
80 歲以上	8	大學及以上	28	其他	25	喪偶	10		

模型包括 8 個外生顯變量和 4 個內生顯變量，3 個外生隱變量和 1 個內生隱變量。其中外生隱變量包括老年人的經濟特徵、社會特徵和人口特徵，內生隱變量則為老年人的休閒行為。具體如表 5.3 所示。

樣本數與指標數之比為 21：1，滿足結構方程研究中樣本數與指標數之比大於 5：1 的要求。在 SPSS16.0 中進行信度檢驗，檢驗指標為 Cronbach's α 系數。一般地，α 系數值為 0~1，系數值大於 0.5 就可以接受。本文 α 的最小值為 0.697，說明樣本可信度較高。

表 5.3　　　　　　　　　　　　　　變量說明

變量類型	符號	變量名稱	說明
顯變量			
外生顯變量	X_1	年齡	A＝65歲以下，B＝65~70歲，C＝71~75歲，D＝76~80歲，E＝80歲以上
	X_2	文化程度	A＝文盲，B＝小學，C＝初中，D＝高中，E＝大學以上
	X_3	職業類別	A＝離退休幹部，B＝退休工人，C＝退休教師或醫生，D＝農轉非人員，E＝其他
	X_4	收入來源	A＝退休金，B＝養老金，C＝子女供給，D＝勞動或工作所得，E＝其他所得
	X_5	每月日常開支	A＝800元以下，B＝800~1,200元，C＝1,200~1,800元，D＝1,800~2,500元，E＝2,500元以上
	X_6	每月醫藥支出	A＝100元以下，B＝100~300元，C＝300~500元，D＝500~1,000元，E＝1,000元以上
	X_7	家庭規模	A＝獨居，B＝2人，C＝2~4人，D＝5~8人，E＝8人以上
	X_8	婚姻狀況	A＝未婚，B＝已婚，C＝離異，D＝再婚，E＝喪偶
內生顯變量	Y_1	休閒活動	A＝旅遊度假，B＝體育健身，C＝看電視/聊天/打牌，D＝朋友聚會/社團活動，E＝養寵物
	Y_2	休閒場所	A＝家裡（自己或他人家裡），B＝社區或單位活動中心，C＝街道/商場/超市，D＝教堂或者寺廟，E＝公園/廣場/綠地
	Y_3	休閒同伴	A＝個人，B＝老伴，C＝子女，D＝朋友，E＝其他人
	Y_4	休閒支出	A＝50元以下，B＝50~150元，C＝150~300元，D＝300~500元，E＝500元以上
隱變量			
外生隱變量	ξ_1	經濟特徵	多變量間接測量
	ξ_2	社會特徵	多變量間接測量
	ξ_3	人口特徵	多變量間接測量
內生隱變量	η	休閒偏好	多變量間接測量

　　根據上述分析，各個變量之間的理論模型如圖 5.1，模型設計原則是「寧濫勿缺」。其中方框內變量表示可以直接得到的測量變量，橢圓內的變量表示需要由測量變量得到的潛變量，單箭頭表示迴歸的方向，雙箭頭表示存在相關性。使用 AMOS7.0 軟件對理論模型的各項變量進行擬合。

圖 5.1 休閒模型路徑圖

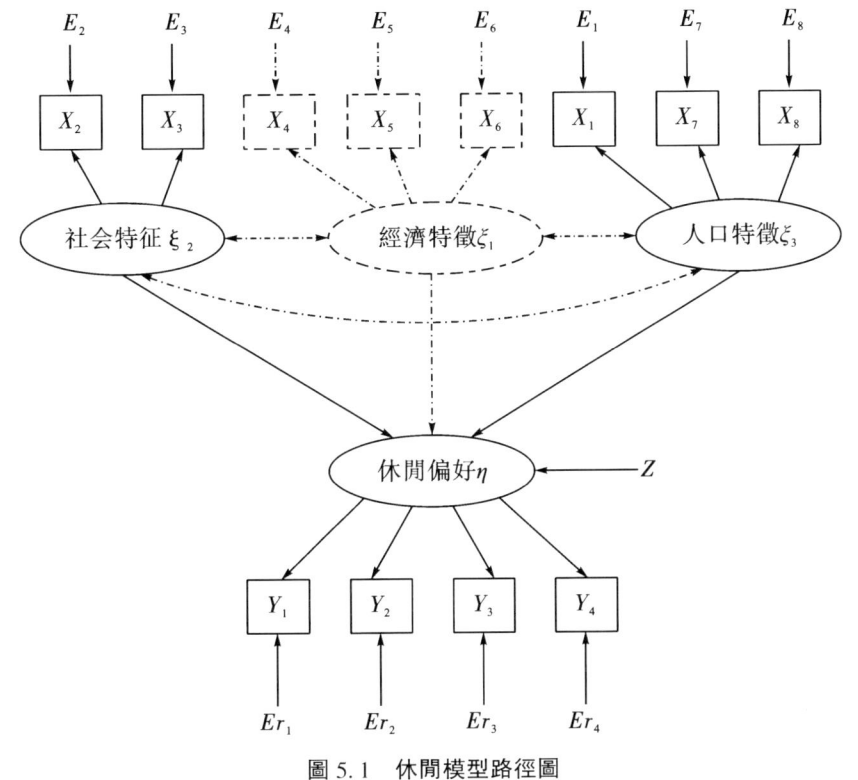

（虛線表示最終模型中刪除的變量）

5.3.3 擬合結果

在 AMOS7.0 中採用極大似然估計（ML），擬合結果如表 5.4 所示。通常模型擬合評價原則是：χ^2/df 為 1~3 可以接受。CFI 介於 0 和 1 之間，通常大於 0.9，越接近 1 越好。RMSEA 低於 0.1 表示好的擬合，低於 0.05 表示非常好的擬合，0.05~0.08 表示擬合尚可。由此可見，初始模型中的兩個重要評價指標 CFI 和 RMSEA 指數均不符合評價原則。觀察各變量的估計參數值發現：經濟特徵對休閒行為的標準化路徑系數估計值為 -0.105，顯著性水平概率為 0.348，遠遠大於 0.05 的顯著性水平。這說明在模型中該隱變量作用不顯著，於是將其刪除后重新擬合。對比兩次擬合優度發現，刪除經濟特徵后的擬合模型各項評價指標值顯著提升，擬合度良好，模型具有很強的解釋力。最終擬合結果見表 5.5。

表 5.4　　　　　　　　　　　模型擬合效果指標

模型	χ^2	df	χ^2/df	CFI	IFI	RMSEA	AIC
初步模型	190.012	48	3.95	0.630	0.656	0.127	274.012
最終模型	42.434	24	1.768	0.907	0.913	0.045	102.43

表 5.5　　　　　　　　　　最終模型參數擬合結果

	未標準化路徑系數估計	S.E.	C.R.	P	標準化路徑系數估計
休閒活動←社會特徵	1.789	0.877	2.040	0.041	0.904
休閒活動←人口特徵	−0.308	0.178	−1.729	0.044	−0.367
X_2←社會特徵	1.000				0.308
X_3←社會特徵	−2.637	1.084	−2.433	0.015	−0.548
X_1←人口特徵	1.000				0.567
X_7←人口特徵	−0.516	0.166	−3.110	0.002	−0.465
X_8←人口特徵	0.675	0.219	3.085	0.002	0.526
Y_4←休閒活動	1.000				0.487
Y_3←休閒活動	−0.622	0.209	−2.969	0.003	−0.357
Y_2←休閒活動	−0.957	0.301	−3.178	0.001	−0.400
Y_1←休閒活動	−0.785	0.224	−3.500	0.000	−0.494

（1）在外生隱變量中，社會特徵與休閒偏好高度正相關，路徑系數是 0.904，即社會特徵因子每提高 1%，休閒偏好就會提高 0.904%。而人口特徵與休閒偏好負相關，路徑系數是−0.367，即人口特徵因子每提高 1%，休閒偏好就會下降 0.367%。

（2）在外生顯變量中，路徑系數為正的有：X_1——年齡（路徑系數 0.567）、X_2——文化程度（路徑系數 0.308）和 X_8——婚姻狀況（路徑系數 0.526）。路徑系數為負的是：X_3——職業類別（路徑系數−0.548）和 X_7——家庭規模（路徑系數−0.465）。

將這些外生顯變量的路徑系數與外生隱變量的路徑系數相乘，得到外生顯變量對休閒偏好的影響力排序：X_2——文化程度（路徑系數：0.9×0.31＝0.279）、X_7——家庭規模［路徑系數：−0.46×(−0.37)＝0.170,2］、X_3——退休前的職業類別（路徑系數：−0.55×0.9＝−0.495）、X_1——年齡（路徑系數：−0.37×0.57＝−0.210,9）和 X_8——婚姻狀況（路徑系數：−0.37×0.53＝

-0.196,1）。其中呈正相關關係的是文化程度、家庭規模，呈負相關關係的是婚姻狀況、年齡和退休前的職業類別。

（3）在內生顯變量中，除去 Y_4（休閒支出，路徑係數 0.487）與休閒偏好正相關外，其餘均為負相關。

5.4 結論與啟示

5.4.1 結論

（1）在老年人的休閒偏好中，經濟特徵非決定性因素，即經濟基礎是晚年生活質量的重要條件，但非決定因素，有錢人的晚年生活並不一定就過得有滋有味。晚年生活質量更多地取決於老人的個人心態：豁達樂觀、胸襟廣博、不斷學習和認知新事物、始終保持一顆年輕的心。

（2）社會特徵是老年人休閒偏好的決定性因素，且高度正相關。其中文化程度越高、家庭規模越大的老人，其休閒偏好越高。而文化程度越低、家庭規模越小的老人，不但越缺乏休閒意識，而且休閒消費的意願也越趨向於保守。這是因為：①文化程度高的老年人見多識廣，休閒技能豐富。而文化程度低的老年人則由於社交圈子狹窄，休閒技能缺乏，致使他們的休閒內容單調，被動型休閒活動過多，休閒結構不合理。②老年人大多喜好熱鬧，害怕孤獨。當家中只有自己和老伴時，陳舊的消費觀念抑制了他們的休閒偏好。而與兒孫在一起時，晚輩的活力往往能夠激發起老年人的休閒意願，同時老年人為晚輩消費的動機明顯強於為自己消費。

（3）退休前的職業狀況與休閒偏好呈負相關關係，離退休工人的休閒意願明顯強於離退休幹部。這是因為：幹部出身的老年人較之離退休工人依賴性更強、適應性更差，自卑、固執等方面表現得更為明顯，因而心理問題也更多。由於不同層次的人員從不同崗位上退休後，從有明確的工作任務、時間及有較多的人際關係的社會環境到狹小的家庭內，生活節律發生變化。現實中通常是幹部出身的老年人不能迅速地從較為單一的單位生活向多元化、社區化的退休生活轉變，從而導致他們對各類休閒活動的感受力降低。相反，離退休工人因為退休前後的生活落差較小，心態更容易放開，所以其休閒活動的參與度也更高。

（4）年齡與休閒偏好正相關，年齡越大的老人休閒偏好越強烈。這是因

為：首先，65歲以下的老年人由於剛剛從工作崗位上退下來，還未能及時適應社會角色的轉變。其次，這個年齡段的老年人退休的頭幾年多在家中照顧孫輩，享受天倫之樂，無暇休閒。隨著孫輩的成長以及對自身角色轉變的適應，他們的動態活動也逐漸增多。

（5）在具體的休閒偏好上表現為：①老年人有增加休閒支出的意願，休閒偏好每增加1%會帶動休閒支出增加0.49%。特別是文化程度高、退休前從事腦力勞動的老年人，其休閒消費支出的意願也較高。②在休閒方式上，老年人更願意選擇社會活動類和怡情養生類的休閒活動，而非旅遊觀光類、體育健身類和消遣娛樂類休閒活動。特別是在消遣娛樂類的休閒活動上，以前有觀點認為「中國老年人休閒活動內容庸俗化、被動化」，而我們的研究結果則與此相反：老年人的休閒方式正在向更高層次演變。究其原因，可能是與近年來退休金逐步提高、生活水平大大改善有關。衣食無憂後，老年人更追求較高層次的感情歸屬和受尊重的需要，以及最高層次的實現自我價值的需要。③在休閒同伴的選擇上，老年人傾向於與家人、朋友一起休閒。特別是老年男性偏向於與朋友一起休閒，而老年女性則偏向於與家人一起休閒。

5.4.2 啟示

（1）雖然經濟特徵非老年人休閒行為的決定因素，但是這並不意味著老年人在休閒中不考慮經濟因素。現在60歲以上的老年人大都經歷過艱苦的生活，特定的社會背景和經濟條件使得他們養成了那一代人特有的消費觀念。急遽變化的社會使得他們願意為休閒花費，但其花費的前提條件仍未改變——「物有所值」「物超所值」。

（2）老年人並非觀念固執、頑固不化。「休閒方式正在向更高層次演變」證明了他們勇於接受新事物。因而對待老年人的休閒行為不應該停留在老觀念和傳統上，應該積極、認真分析新形勢下的老年人心理。在老年消費市場的開拓上，以老年人的社會特徵來區分不同層次的老年消費者，向他們提供適應其需求變化、各具特色、性價比突出的休閒產品。例如，在調查中發現，大多數老年人都「希望能多參加各種文化和娛樂活動，讓自己的晚年生活更加豐富多彩」，其中有89%以上的離退休老人表示願意接受「交換養老旅遊」等新穎的、高層次的養老休閒服務。而這類養老休閒服務卻鮮見。

老年人精神愉快和心理滿足是構成老年人生活質量的最高標準，從這一理念出發我們運用結構方程模型（SEM）從個人的內在制約因素層面探究了老

年人的休閒偏好，但是研究中還存在著不足之處：一是樣本規模有限。雖然達到了95%置信水平上的理論樣本容量，但是對於SEM要求的大樣本來說，389份樣本容量的代表性仍顯不足。二是研究的對象有限。本文調查對象是擁有完善養老社會保障的城市老年居民，而未分析人口眾多的農村老年人，這是今後需要深入的地方。三是儘管模型擬合較好，但是這一結果是否具有普遍性仍有待進一步證明。

參考文獻

[1] CHAPPELL, N, HAVENS, B. Old and Female: Testing the Double Jeopardy Hypothesis [J]. The Sociological Quarterly, 1980 (21): 157-171.

[2] GERTLER P, G J VANDER. The Willingness to Pay for Medical Care [M]. Baltimore: Johns Hopkins University Press, 1990: 467-474.

[3] LORRAINE DENNERSTEIN. Gender, Health, and Ill-Health [J]. WHI, 1995, 5 (2): 53-59.

[4] MARK W, ROSENBERG KATHLEEN WILSON. Gender, Poverty and Location: How Much Difference do They Make in the Geography of Health Inequalities? [J]. Social Science & Medicine, 2000 (51): 275-287.

[5] BUOR, DANIEL. Gender and the Utilization of Health Service in the Ashanti Region [J]. Ghana, Health Policy, 2004 (69): 375-388.

[6] MAKINEN W, RAUCH A BITRAM. Inequalities in Health Care Use and Expenditures: Empirical Data from Eight Developing Countries and Countries in Transition [J]. Bulletin of the World Health Organization, 2000, 78: 55-65.

[7] ADAY L A, ANDERSEN R A Framework for the Study of Access to Medical care [J]. Health Service Research, 1974 (9): 208-220.

[8] RASK K, RASK K. Public Insurance Substituting for Private Insurance: New Evidence Regarding Public Hospitals, Uncompensated Care Funds, and Medicaid [J]. Journal of Health Economics, 2000 (19): 1-31.

[9] HERRING B. The Effect of the Availability of Charity Care to the Uninsured on the Demand for Private Health Insurance [J]. Journal of Health Economics, 2005, 24 (2): 225-252.

[10] LO SASSO A, MEYER B. The Health Care Safety Net and Crowd—Out of Private Health Insurance [J]. NBER Working Paper No. 11977, 2006.

[11] QIN, XUEZHENG. The Health Care Safety Net and Health Insurance: A Theoretical and Empirical Investigation [J]. SEPKU Working Paper E-2010-05-004, Peking University, 2010.

[12] HAM J C, SHORE-SHEPPARD L. The Effect of Medicaid Expansions for Low-Income Children on Medicaid Participation and Private Insurance Coverage: Evidence from the SIPP 2003 [J]. Journal of Public Economics, 2005, 89 (1): 57-83.

[13] THORPE K E, FLORENCE C. Health Insurance Among Children: The Role of Expanded Medicaid Coverage [J]. Inquiry, 1998, 35 (4): 369-379.

[14] EHRLICH I, BECKER G S. Market Insurance, Self-Insurance, and Self-Protection [J]. The Journal of Political Economy, 1972, 80 (4): 623-648.

[15] BUSCH S H, NOELIA DUCHOVNY. Family Coverage Expansions, Impact on Insurance Coverage and Health Care Utilization of Parents [J]. Journal of Health Economics, 2005, 24: 876-890.

[16] SCHOEN D, DESROCHES, DONETAN, BIENDON. Health Insurance Markets and Income Inequality: Findings from an International Health Policy Survey [J]. Health Policy, 2000, 51: 67-85.

[17] JAMES A KOZIOL, BRUCE L ZURAW, SANDRA C CHRISTIANSEN. Health Care Consumption Among Elderly Patients in California: A Comprehensive 10-year Evaluation of Trends in Hospitalization Rates and Charges [J]. The Gerontologist, 2002, 42 (2): 207-216.

[18] SHADIS SALEH, WENDY WEIILER, EDWARD HANNAN. The Effect of Insurance Type on Prescription Drug Use and Expenditures Among Elderly Medicare Beneficiaries [J]. JHHSA Summer, fall, 2007: 50-74.

[19] STEPHEN CRYSTAL, RICHARD W JOHNSON, JEFFREY HARMAN, USHA SAMBAMOORTHI, RIZIE KUMAR. Out-of-pocket Health Care Costs Among Older Americans [J]. Journal of Gerontology, 2000, 55B (1): 51-62.

[20] DAVID J GROSS, LISA ALECXIN, MARRY JO GIBSON, JOHN COREA, et al. Out-of-pocket Health Spending by Poor and Near-poor Elderly Medicare Beneficiaries [J]. Health Services Research, 1999, 34 (1): 241-254.

[21] GROSSMAN M. On the Concept of Heath Care and the Demand for Health [J]. Journal of Political Economy, 1972, 80: 223-255.

[22] COLEMAN J S. Foundation of Social Theory [M]. Cambridge: Belknap

Press of Harvard University Press, 1990: 42-58.

[23] SIMON, H. Administrative Behavior [M]. New York: MacMillan, 1947: 23-32.

[24] HAMMOND J D, D B HOUSTON, E R MELANDER. Determinants of Household Life Insurance Premium Expenditures: an Empirical Investigation [J]. The Journal of Risk and Insurance, 1967, 34 (3): 397-408.

[25] ZHAO, YAOHUI, JOHN STRAUSS, ALBERT PARK, YAN SUN. China Health and Retirement Longitudinal Study, Pilot, User's Guide [D]. Beijing: National School of Development, Peking University, 2009.

[26] WENCHI LIANG. A Population-Based Study of Age and Gender Differences in Patterns of Health-Related Behaviors [J]. Am J & Prev Me, 1999, 17 (1): 8-17.

[27] SCHOEN D, DESROCHES. Health Insurance Markets and Income Inequality: Findings from an International Health Policy Survey [J]. Health Policy, 2000 (51): 67-85.

[28] ADAY L A, ANDERSEN R A Framework for the Study of Access to Medical care [J]. Health Service Research, 1974 (9): 208-220.

[29] 封進. 健康需求與醫療保障制度建設：對中國農村的研究 [M]. 北京：三聯書店, 2009: 160-167.

[30] 中國老齡科學研究中心. 中國城鄉老年人口狀況——一次性抽樣調查數據分析 [M]. 北京：中國標準出版社, 2003: 75-84.

[31] 費爾德斯坦. 衛生保健經濟學 [M]. 北京：經濟科學出版社, 1998: 102-105.

[32] 科菲·安南. 建立不分年齡人人共享的社會 [J]. 中國老年, 1998 (11): 1-2.

[33] 劉廣彬. 中國居民的健康不平等狀況及其發展趨勢——基於 CHNS 2006 年的健康自評數據 [J]. 衛生經濟研究, 2009 (4): 21-23.

[34] 宋璐, 左東梅. 農村老年人醫療支出及其影響因素的性別差異：以巢湖地區為例 [J]. 中國農村經濟, 2010 (5): 74-84.

[35] 姜向群, 楊菊華. 中國女性老年人口的現狀及問題分析 [J]. 人口學刊, 2009 (2): 48-52.

[36] 王晶, 趙瑩, 劉彥喆. 關於老齡女性化與農村老年婦女生存狀況的思考——基於吉林省百村老年婦女生存現狀調查 [J]. 東北師大學報（哲學社

會科學版），2010（3）：169-175.

[37] 王晶，殷月圓. 農村新型合作醫療制度的現狀分析與思考——基於「吉林省百村老年婦女生存狀況調查」[J]. 吉林師範大學學報（人文社會科學版），2009（5）：35-40.

[38] 韋豔，張美玲. 農村老年女性生殖健康影響因素研究[J]. 南京人口管理幹部學院學報，2012（1）：24-29.

[39] 韋豔，賈亞娟. 社會交往對農村老年女性健康自評的影響：基於陝西省調查的研究[J]. 人文雜誌，2010（4）：160-165.

[40] 嵇麗紅，高建民，等. 基本醫療保障制度下老年參保人群衛生服務利用[J]. 中國老年學雜誌，2011（9）：3345-3347.

[41] 封進，秦蓓. 中國農村醫療消費變化及其政策含義[J]. 世界經濟文匯，2006（1）：75-87.

[42] 苗豔青. 衛生資源可及性與農民的健康問題：來自中國農村的經驗分析[J]. 中國人口科學，2008（3）：47-55.

[43] 王懷明，尼楚君. 農村居民收入和收入差距對健康的影響分析[J]. 農業技術經濟，2011（6）：120-128.

[44] 王翠絨，易想和. 城市高齡老年人的醫療問題調查——以湖南省長沙市310位高齡老年人為例[J]. 人口學刊，2006（2）：46-50.

[45] 楊曉龍. 城鄉老年人對醫療保障的滿意度分析——以菸臺城鄉為例[J]. 科學·經濟·社會，2010（1）：90-93.

[46] 高廣穎，劉國祥，馬一，等. 不同年齡城鎮職工醫改前后醫療需求行為研究[J]. 衛生經濟研究，2002（3）：8-10.

[47] 王德寶. 新醫改視角下中國商業健康險的發展契機[J]. 保險研究，2009（9）：56-62.

[48] 朱俊生. 商業醫療保險在醫療保障體系中定位的理論闡釋[J]. 人口與經濟，2011（1）：57-61.

[49] 王璐. 中國健康保險有效需求的實證分析[J]. 技術經濟與管理研究，2009（1）：100-102.

[50] 許飛瓊. 商業保險與社會保障關係的演進與重構[J]. 中國人民大學學報，2010（2）：95-104.

[51] 魏華林，李文娟. 中部三城市健康保險需求調研[J]. 中國保險，2007（5）：29-31.

[52] 劉國恩，蔡春光，李林. 中國老人醫療保障與醫療服務需求的實證

分析 [J]. 經濟研究, 2011 (3): 95-118.

[53] 王翌秋, 雷曉燕. 中國農村老年人的醫療消費與健康狀況: 新農合帶來的變化 [J]. 南京農業大學學報 (社會科學版), 2011 (6): 33-40.

[54] 薛偉玲, 陸杰華. 基於醫療保險視角的老年人醫療費用研究 [J]. 人口學刊, 2012 (1): 61-67.

[55] 王俊, 昌忠澤, 等. 中國居民衛生醫療需求行為研究 [J]. 經濟研究, 2008 (7): 105-117.

[56] 賴國毅. 醫療保障與老年醫療消費的實證分析 [J]. 社會保障研究, 2012 (6): 46-56.

[57] 孫夢潔, 韓華為. 中國農村居民的就診選擇研究——來自甘肅、河南、廣東三省農户調查的實證分析 [J]. 經濟評論, 2013 (2): 40-50.

[58] 陳方武, 楊旭麗. 老年人衛生服務利用情況及影響因素分析 [J]. 現代預防醫學, 2007 (16): 3083-3085.

[59] 顧和軍, 劉雲平. 與收入相關的老人健康不平等及其分解——基於中國城鎮和農村的經驗研究 [J]. 南方人口, 2011 (4): 1-9.

[60] 賈男, 甘犁. 中國醫療體制改革評價與展望論壇綜述 [J]. 經濟研究, 2010 (11): 152-155.

[61] 王翌秋, 王舒娟. 居民醫療服務需求及其影響因素微觀實證分析的研究進展 [J]. 中國衛生政策研究, 2010 (8): 55-62.

[62] 陳華帥. 老人婚姻滿意度的影響因素研究 [J]. 人口與經濟, 2009 (6): 67-72.

[63] 王芬. 鄂州市農村老年期婦女健康狀況調查與健康質量評價研究 [J]. 中國婦幼保健, 2005 (2): 164-167.

[64] 李華. 新型農村合作醫療制度的效果分析——基於全國 30 省 1,451 行政村 14,510 户的實地調查 [J]. 政治學研究, 2011 (2): 99-108.

[65] 程杰, 趙文. 人口老齡化進程中的醫療衛生支出: WHO 成員國的經驗分析 [J]. 中國衛生政策研究, 2010 (4): 11-17.

[66] 賴國毅. 都市老人的休閒偏好與休閒制約研究 [J]. 四川教育學院學報, 2011 (10): 50-55.

[67] 王琪延, 羅棟. 北京市老年人休閒生活研究 [J]. 北京社會科學, 2009 (4): 23-28.

[68] 徐永祥, 李小青. 老年休閒與居家養老——以上海市某社區老年人休閒為例 [J]. 社會工作, 2009 (8): 4-6.

［69］馬惠娣，鄧蕊，成素梅. 中國老齡化社會進程中的休閒問題［J］. 自然辯證法研究，2002（5）：58-62.

［70］楊國良. 城市居民休閒行為特徵研究——以成都市為例［J］. 旅遊學刊，2002（2）：52-56.

［71］張祥晶. 杭州市老年人口休閒狀況調查與分析——基於一個小樣本的分析［J］. 全國人口縱橫，2006（4）：54-57.

［72］樂清明，王玉蘭. 離退休老年人心理狀態調查研究［J］. 中國實用醫藥，2007（6）：25-26.

［73］王小萬. 居民健康與醫療服務需求及利用的理論與實證研究［D］. 長沙：中南大學，2005：22-52.

［74］李慧. 甘肅省農村地區健康與社會經濟性別差異研究［D］. 濟南：山東大學，2006：7-10.

［75］談志娟. 老年健康休閒旅遊消費行為及其影響因素研究［D］. 南京：南京師範大學，2015：14-17.

［76］中國老齡科研中心. 中國城鄉老年人口狀況追蹤調查［EB/OL］.（2007-12-17）. http：www.china.com.cn.

國家圖書館出版品預行編目(CIP)資料

新型城鎮化下老年人的醫療健康狀況研究 / 賴國毅、萬春 著. -- 第一版.
-- 臺北市：崧燁文化，2018.08

面 ； 公分

ISBN 978-957-681-481-5(平裝)

1.醫療服務 2.健康保險 3.老年 4.中國

412.12　　　　107012836

書　名：新型城鎮化下老年人的醫療健康狀況研究
作　者：賴國毅、萬春 著
發行人：黃振庭
出版者：崧燁文化事業有限公司
發行者：崧燁文化事業有限公司
E-mail：sonbookservice@gmail.com
粉絲頁　　　　　　　　網　址
地　址：台北市中正區重慶南路一段六十一號八樓815室
8F.-815, No.61, Sec. 1, Chongqing S. Rd., Zhongzheng Dist., Taipei City 100, Taiwan (R.O.C.)
電　話：(02)2370-3310　傳　真：(02) 2370-3210
總經銷：紅螞蟻圖書有限公司
地　址：台北市內湖區舊宗路二段 121 巷 19 號
電　話:02-2795-3656　傳真:02-2795-4100　網址：
印　刷：京峯彩色印刷有限公司（京峰數位）

　　本書版權為西南財經大學出版社所有授權崧博出版事業股份有限公司獨家發行電子書繁體字版。若有其他相關權利及授權需求請與本公司聯繫。

定價：300 元
發行日期：2018 年 8 月第一版
◎ 本書以POD印製發行